図解

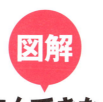

がまんできない!

皮膚のかゆみを解消する正しい知識とスキンケア

監修
小林皮膚科医院院長
小林美咲

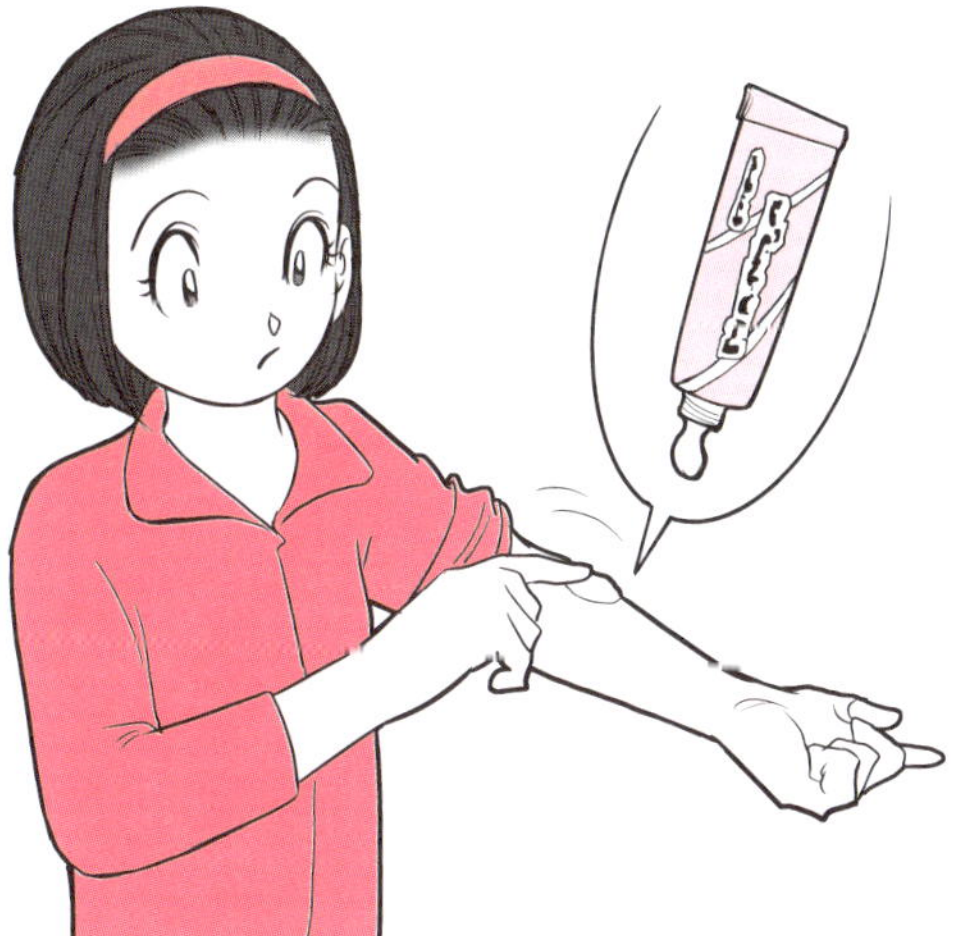

日東書院

あなたのかゆみの原因は、嗜癖《しへき》的搔破《そうは》行動と「3つのぱなし」!?

あなたは、「肌あれ」「かぶれ」「大人のアトピー」（成人型アトピー性皮膚炎）など、日常的に「かゆみ」に悩まされていませんか？　かゆみがあっても、「かゆいくらいで病院へ行くまでもない」「かゆみで死ぬようなことはない」と、がまんをしていませんか？

たしかに、かゆみは痛みに比べると、重症感に乏しく、緊急性も低そうで、軽視されがちです。しかし、慢性的、難治性のかゆみは、とてもつらく耐えがたい自覚症状です。実は、皮膚科診療で最も多い訴えが、かゆみなのです。

かゆみというのは、不思議で特殊な皮膚感覚です。私たちは、かゆみを感じると、「かく」「叩く」「こする」「つねる」などの皮膚を刺激する行為で、かゆみを解消しようとします。このような行為を「搔破行動」といい、かけばかくほどかゆくなるという「かゆみの悪循環」に陥ります。かゆみとは、「引っかきたいという衝動を起こす不快な感覚」と定義されていることからもわかるように、かゆみには搔破行動が伴うのが、大きな特徴です。搔破行動は皮膚を損傷し、皮膚疾患を悪化させます。一方、皮膚に異常がないのに搔破行動が起こることもあります。

私は心療皮膚科医として、ひとりひとりの患者さんと向き合って、「アトピー性皮膚炎と掻破行動の関係」を研究してきました。人はストレスを感じると皮膚はかゆくもないのに、体のどこかをかいてしまうことがあります。いわば「気持ちのかゆみ」により掻破行動が起こり、それが習慣化して精神的依存が強まるものを「嗜癖的掻破行動」といっています。嗜癖的掻破行動は、さまざまな皮膚の病気の発症や悪化に関与しています。

皮膚を健康に保つには、どんなときに皮膚が傷むのかも知っておきましょう。それは、「汚れっぱなし」「こすれっぱなし」「濡れっぱなし」の状態で、私は「3つのぱなし」といっています。

本書では、かゆみの謎とそのメカニズム、かゆみを伴う皮膚疾患、皮膚を守る正しいスキンケア…などをわかりやすく解説しています。かゆみのメカニズムを理解すると、かゆみをコントロールできるようになります。できるところからはじめてみてください。この1冊が、かゆみに悩まされている方々に、お役に立つことができれば幸いです。

小林皮膚科医院院長　小林美咲

第1章　かゆみは、「引っかきたい」という衝動を起こす不快な感覚

第2章 知っておきたい！皮膚のしくみと、そのはたらき

第3章 かゆみを伴う！身近に起こる12の皮膚疾患

第4章　皮膚科での治療とステロイド外用薬の使い方

第5章 「3つのぱなし」にご用心！ 皮膚を守る正しいスキンケア

あなたを悩ませる皮膚トラブル

かゆみは、どんなときに起きる？

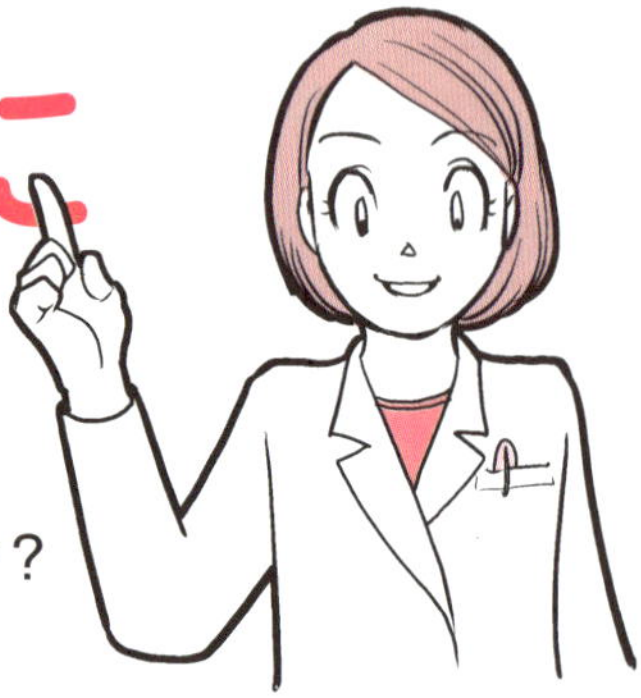

どんなときにかゆみが起こりますか？
まずはチェックしてみましょう。

チェック①

□ 蚊にさされたとき、かゆくなる

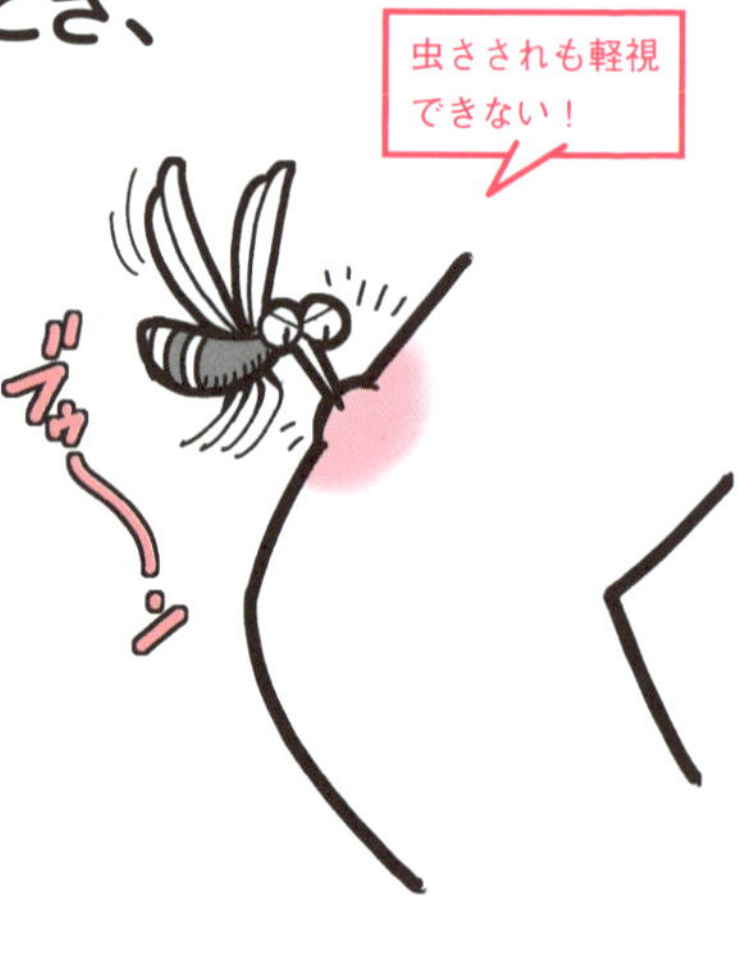

蚊は血を吸うときに唾液を注入しますが、この唾液に対するアレルギー反応が「虫さされ」です。2014年に熱帯地域に棲息するデングウイルスを持った蚊による感染症「デング熱」が国内で発症して話題になりました。

→ 20、80、134ページ

チェック②

□ 肌が乾燥したとき、かゆくなる

皮膚の潤いが失われて乾燥肌になるとかゆみを感じやすくなり、静電気の刺激もかゆみの原因になります。化学繊維は「マイナス」、ウール羊毛などは「プラス」の電気を帯びやすい素材。この２種類の重ね着は最も静電気が発生しやすいでしょう。

➡ 60、88ページ

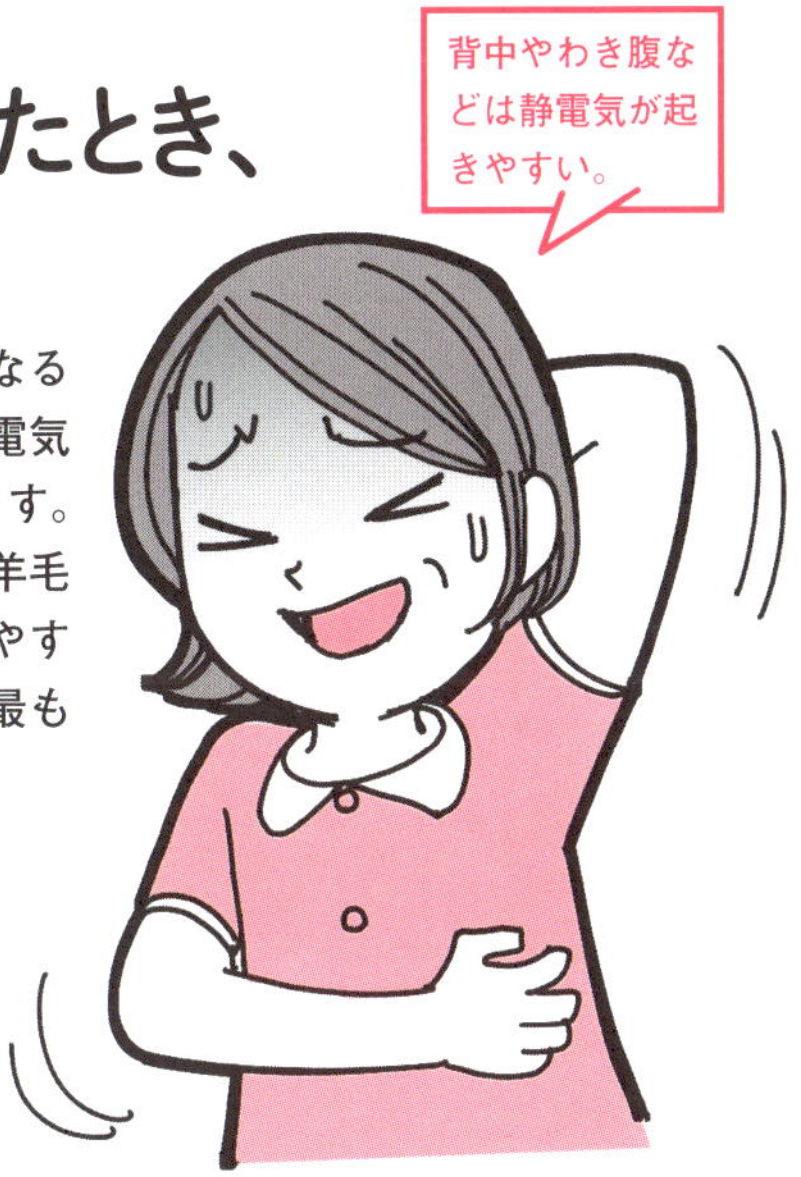
背中やわき腹などは静電気が起きやすい。

チェック③

□ 汗をかいたとき、かゆくなる

猛暑が続くなか、表皮内に汗がたまって炎症を起こす「あせも」に悩む大人が増えています。また、汗に含まれる成分が刺激となってかゆみや炎症を起こす「汗あれ」もあります。

➡ 46、94ページ

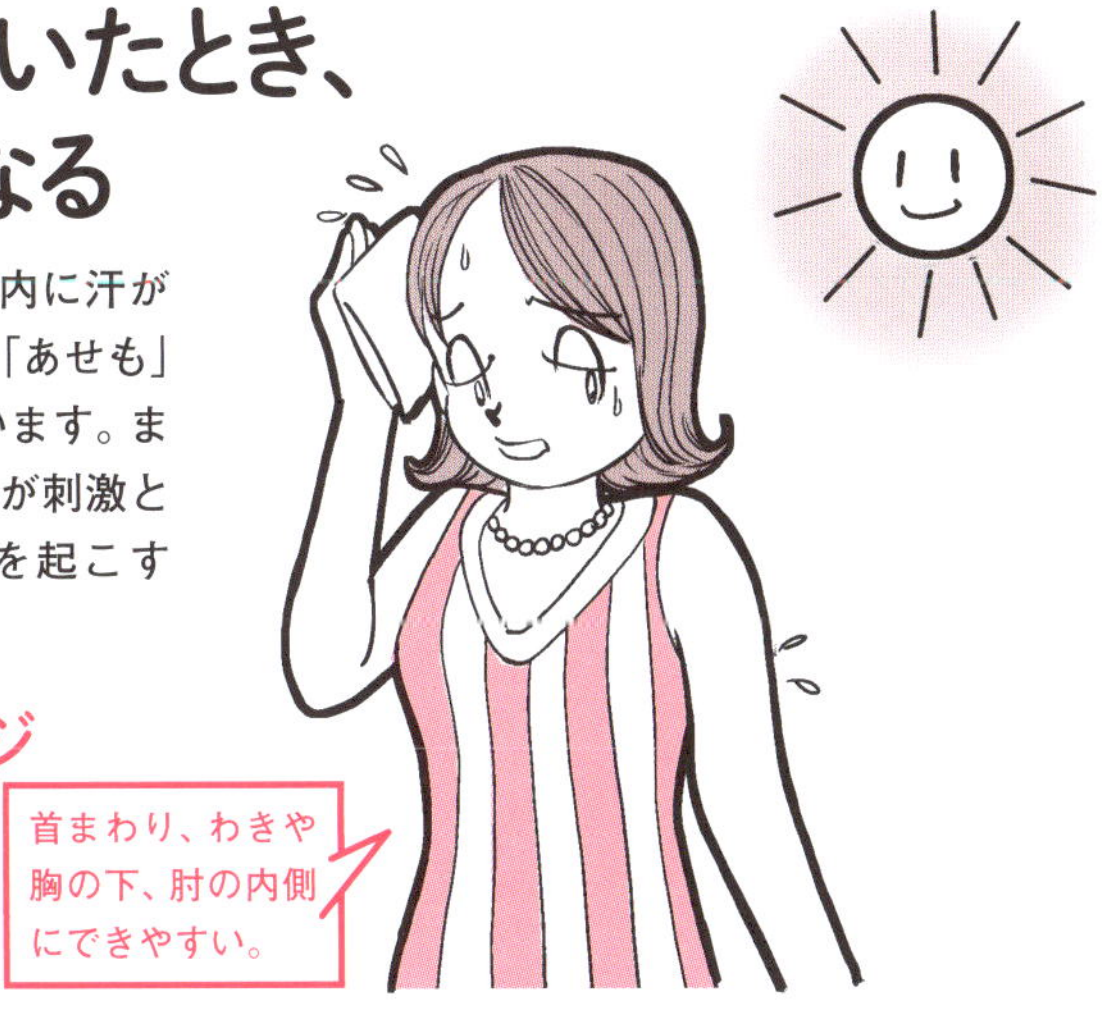
首まわり、わきや胸の下、肘の内側にできやすい。

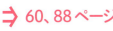

チェック④

□ 下着で締めつけられたとき、かゆくなる

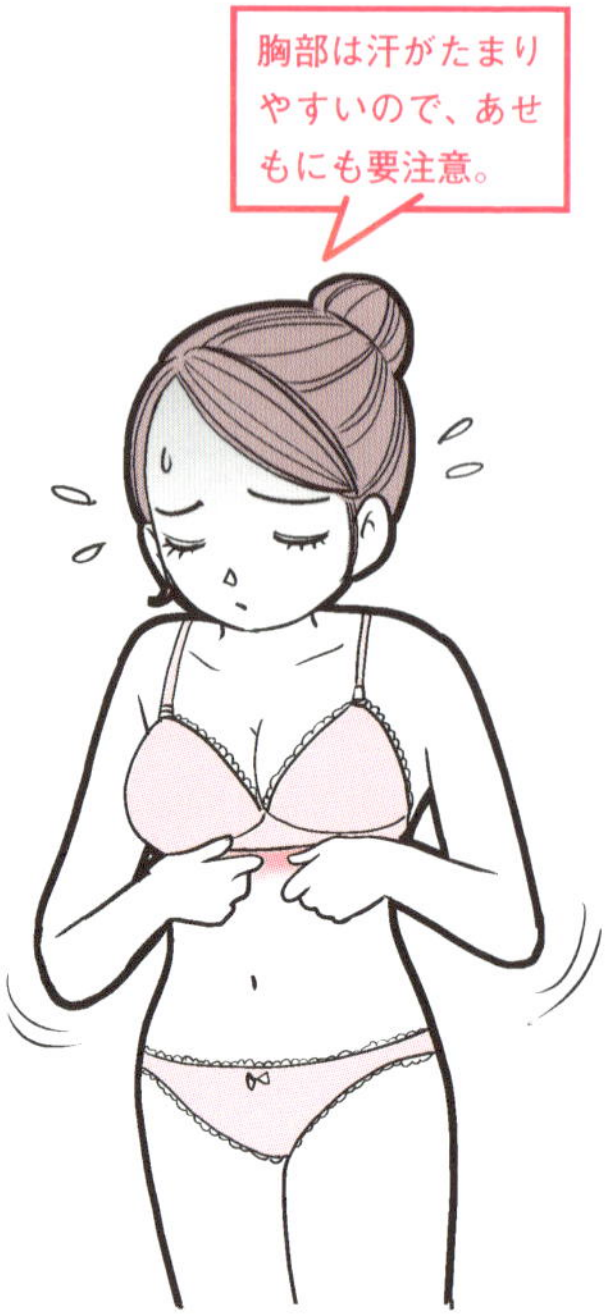
胸部は汗がたまりやすいので、あせもにも要注意。

女性に多いのが、下着かぶれです。ブラジャーのワイヤーや肩ひも、ホック、タグ、レースなどの圧迫や摩擦が原因でかゆみが起こります。また、下着や生理用品などにより、外陰部がかぶれることもあります。

➡ 90、150ページ

チェック⑤

□ 月経前になると、かゆくなる

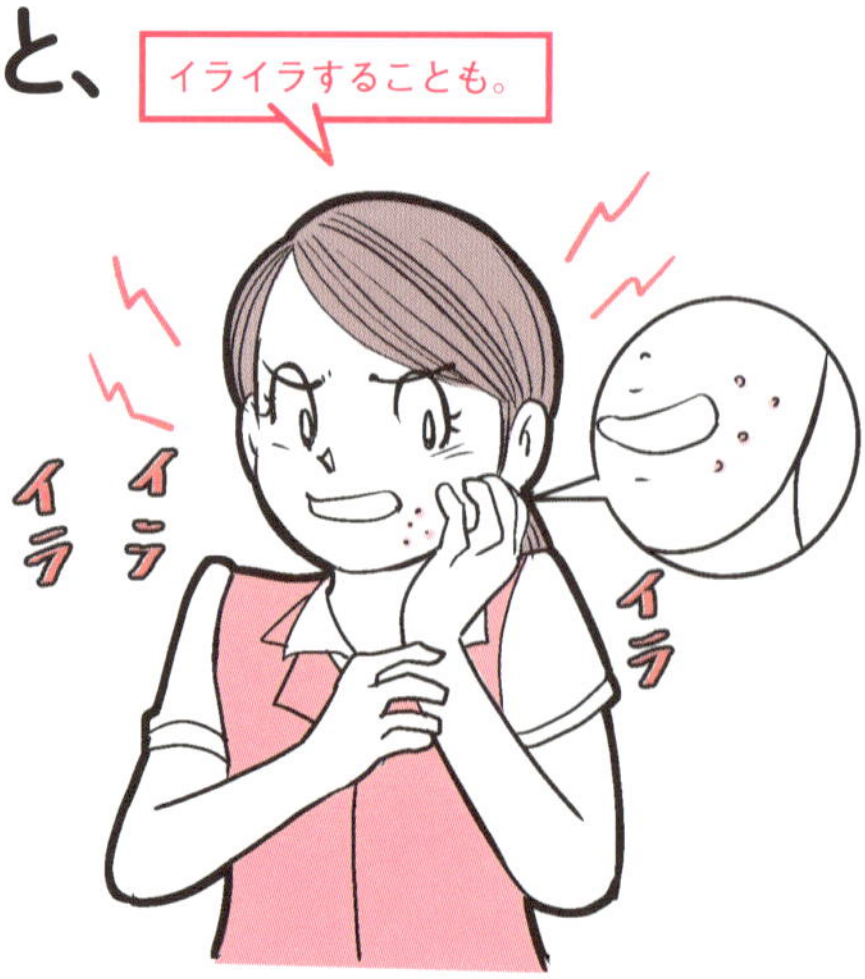
イライラすることも。
イラ
イラ
イラ

月経前は、ホルモンの変化により自律神経や免疫システムに影響し、かゆみ、肌あれ、吹き出物などが出やすくなります。そのほとんどは月経がはじまると治まります。

➡ 58、72ページ

チェック⑥

□ イチゴを食べると、口がかゆくなる

「イチゴ狩り」に行って、口がかゆくなる子どもが多い。

イチゴを食べすぎると「口のまわりがかゆくなる」「唇が腫れる」「舌がしびれる」ことがあります。イチゴには、かゆみの原因物質であるヒスタミンが多く含まれているためです。チョコレートも要注意！

→ 38、117ページ

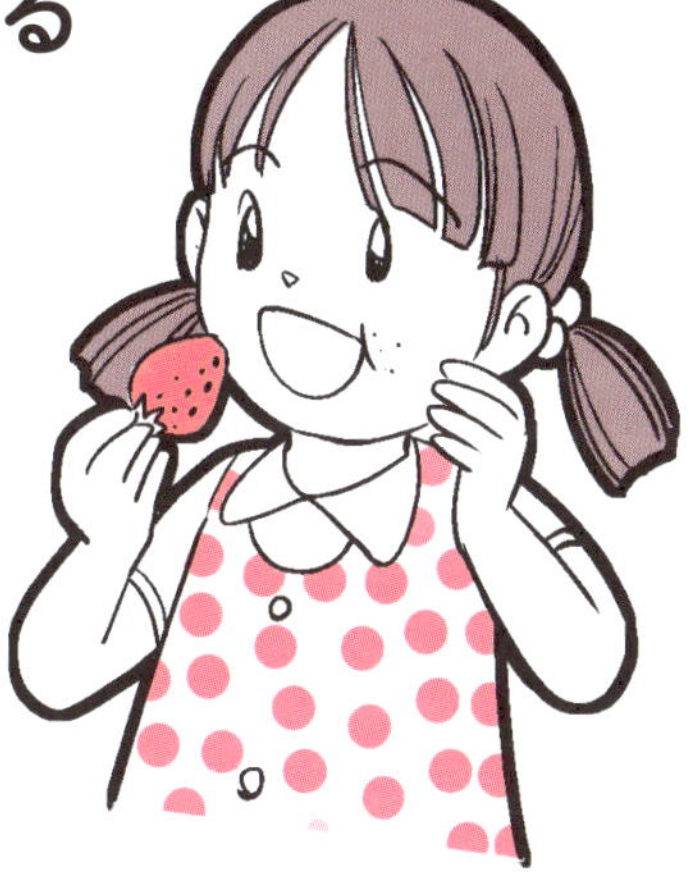

チェック⑦

□ お酒を飲んだとき、かゆくなる

日本人はアルコールの分解酵素が少ない人が多い。

アルコールは体内に入ると、アセトアルデヒドや酢酸、水、二酸化炭素へと分解されます。そのアセトアルデヒドを分解する酵素のはたらきが弱いと、かゆみや赤ら顔、頭痛、吐き気などが起こります。

→ 117ページ

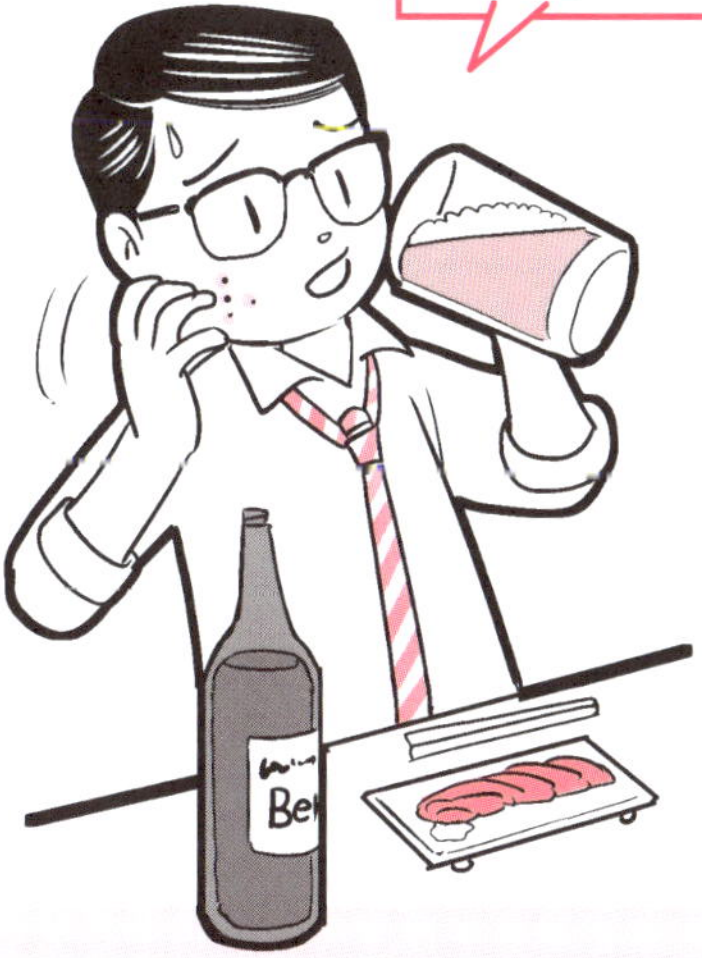

チェック⑧

□ 家に帰ると、無性にかゆくなる

仕事などで集中や緊張している場面では、かゆみを忘れているものです。しかし、緊張から解き放たれたとき、リラックスしている場面では、かゆみを感じやすくなります

➡ 72ページ

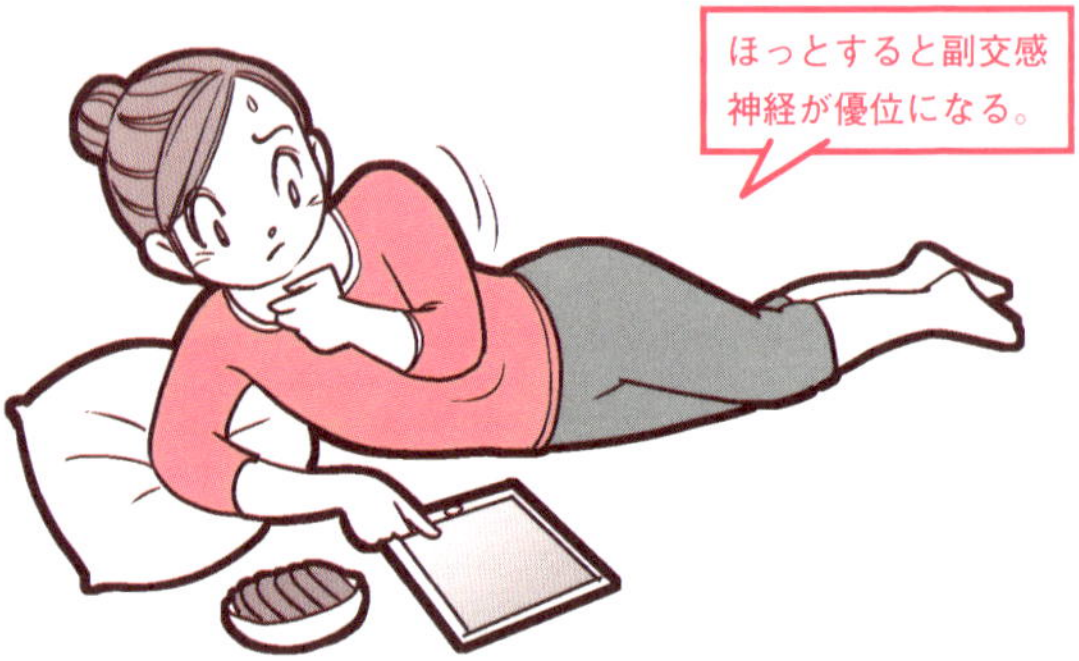
ほっとすると副交感神経が優位になる。

チェック⑨

□ イライラしたとき、かゆくなる

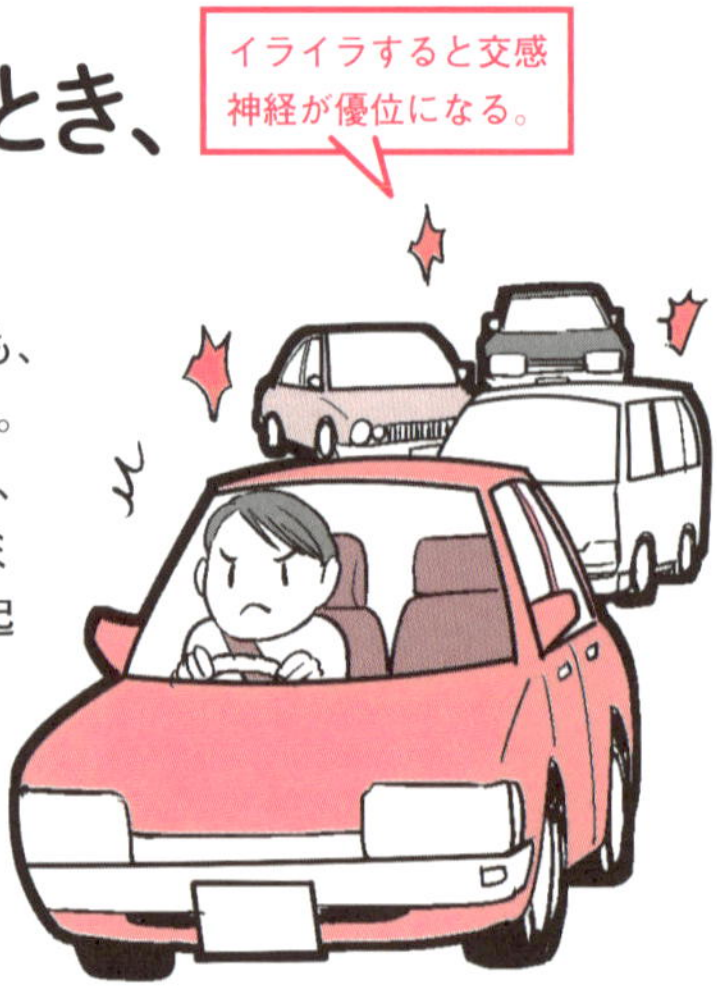
イライラすると交感神経が優位になる。

ストレスで神経が高ぶる場面でも、かゆみを感じることがあります。交感神経が過度に刺激されると、かゆみの原因物質となるヒスタミンが過剰に分泌されてかゆみが起こります。

➡ 72ページ

チェック⑩

□ お風呂あがりに、かゆくなる

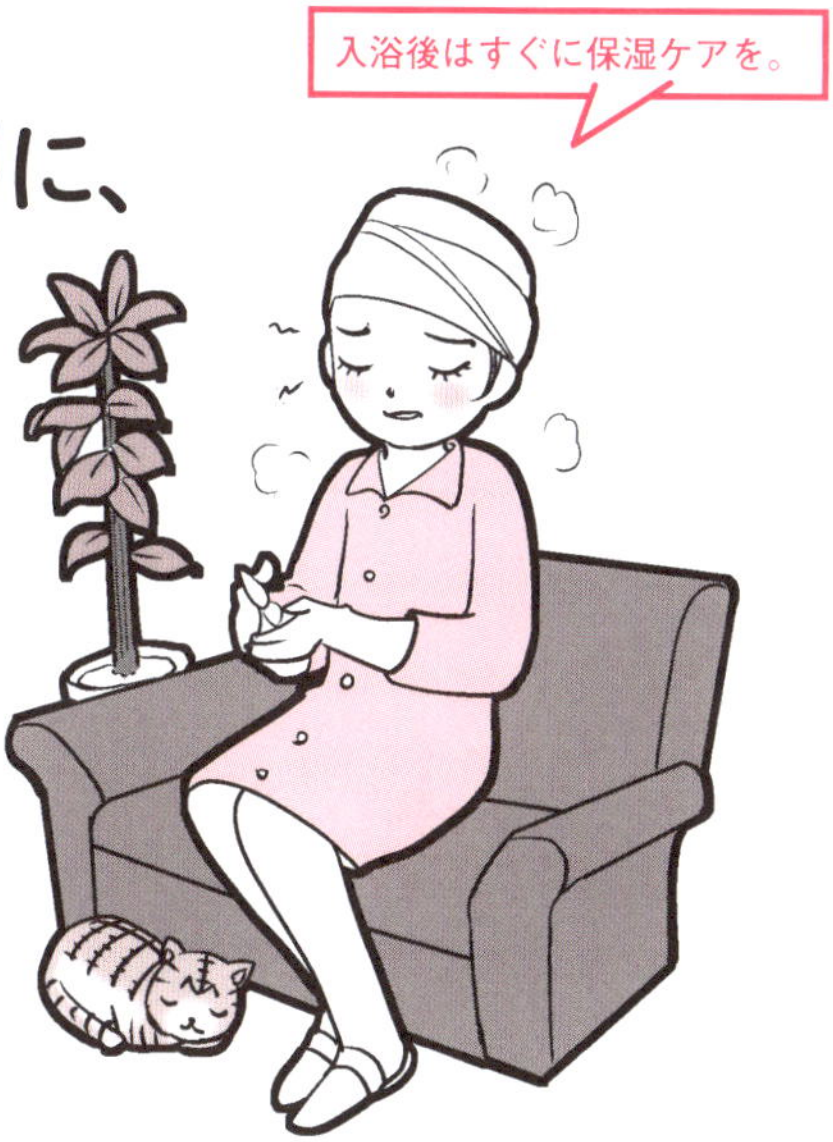
入浴後はすぐに保湿ケアを。

入浴によって体が温まったり、体を洗いすぎたりすると、「顔がつっぱる」「体がヒリヒリする」というかゆみが起こります。間違った入浴方法によって皮膚が乾燥してしまうのです。

➔ 142ページ

チェック⑪

□ 布団に入ると、かゆくなる

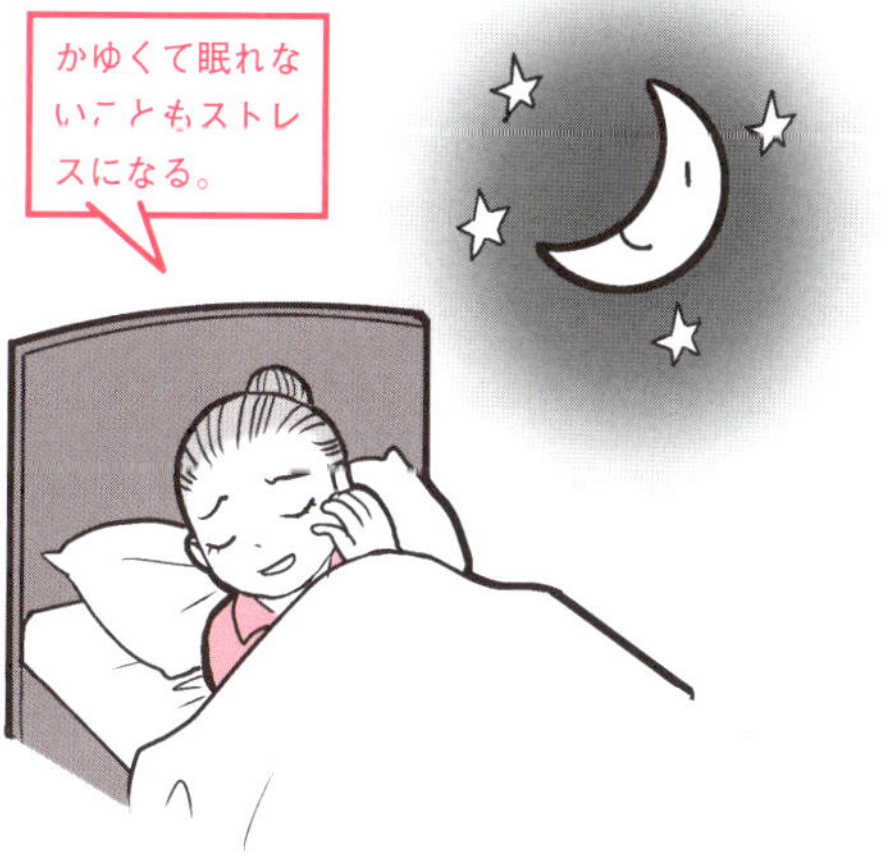
かゆくて眠れないこともストレスになる。

入浴後の乾燥肌、皮膚体温の上昇が原因ではなく、寝るときに激しいかゆみが起こる場合は、疲れやストレスが原因であることがあります。

➔ 72、150ページ

さまざまな皮膚トラブル

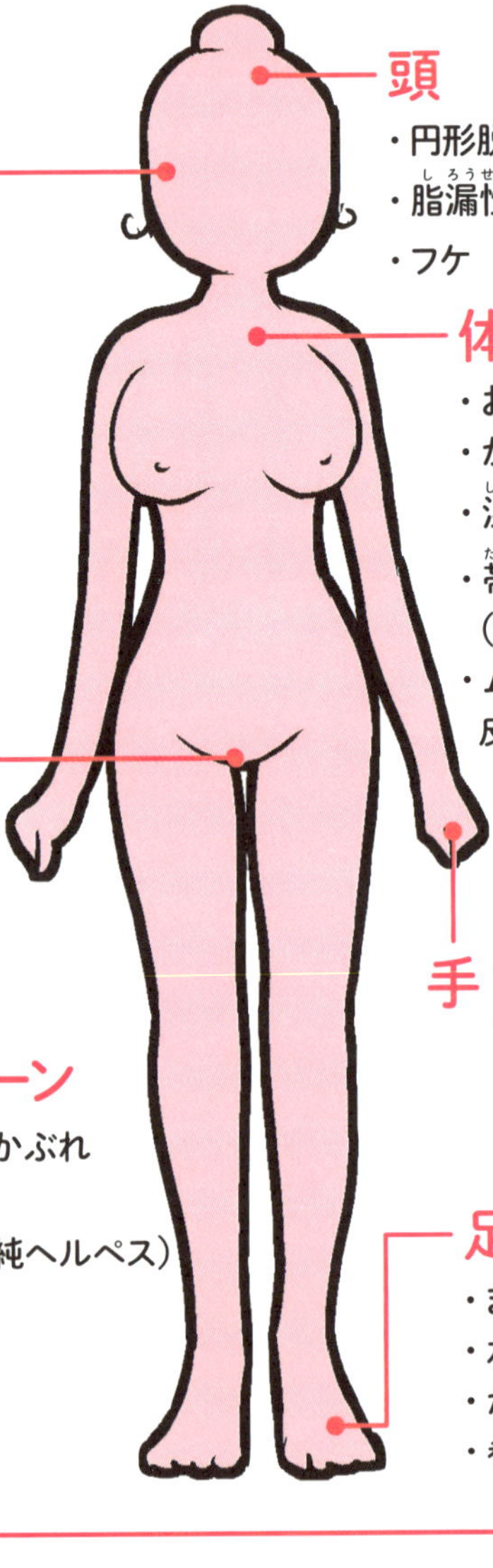

頭
・円形脱毛症
・脂漏性湿疹《しろうせいしっしん》
・フケ

顔
・赤ら顔
・ニキビ
・口唇ヘルペス
・唇あれ
・目の下のクマ

体
・おでき
・かぶれ
・湿疹《しっしん》（皮膚炎）
・帯状疱疹《たいじょうほうしん》（帯状ヘルペス）
・ムダ毛処置による皮膚トラブル

手
・手あれ
・割れ爪

デリケートゾーン
・外性器のかゆみ、かぶれ
・外性器のイボ
・外性器の水疱《すいほう》（単純ヘルペス）

足
・まめ、たこ、魚の目
・水虫、爪水虫
・かかとのひび割れ
・巻き爪

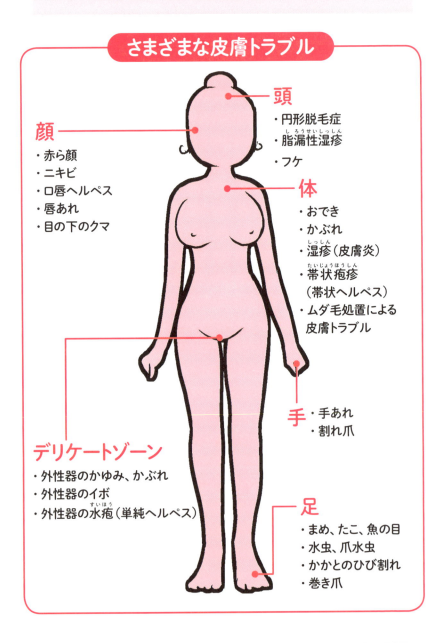

第1章

かゆみは、「引っかきたい」という衝動を起こす不快な感覚

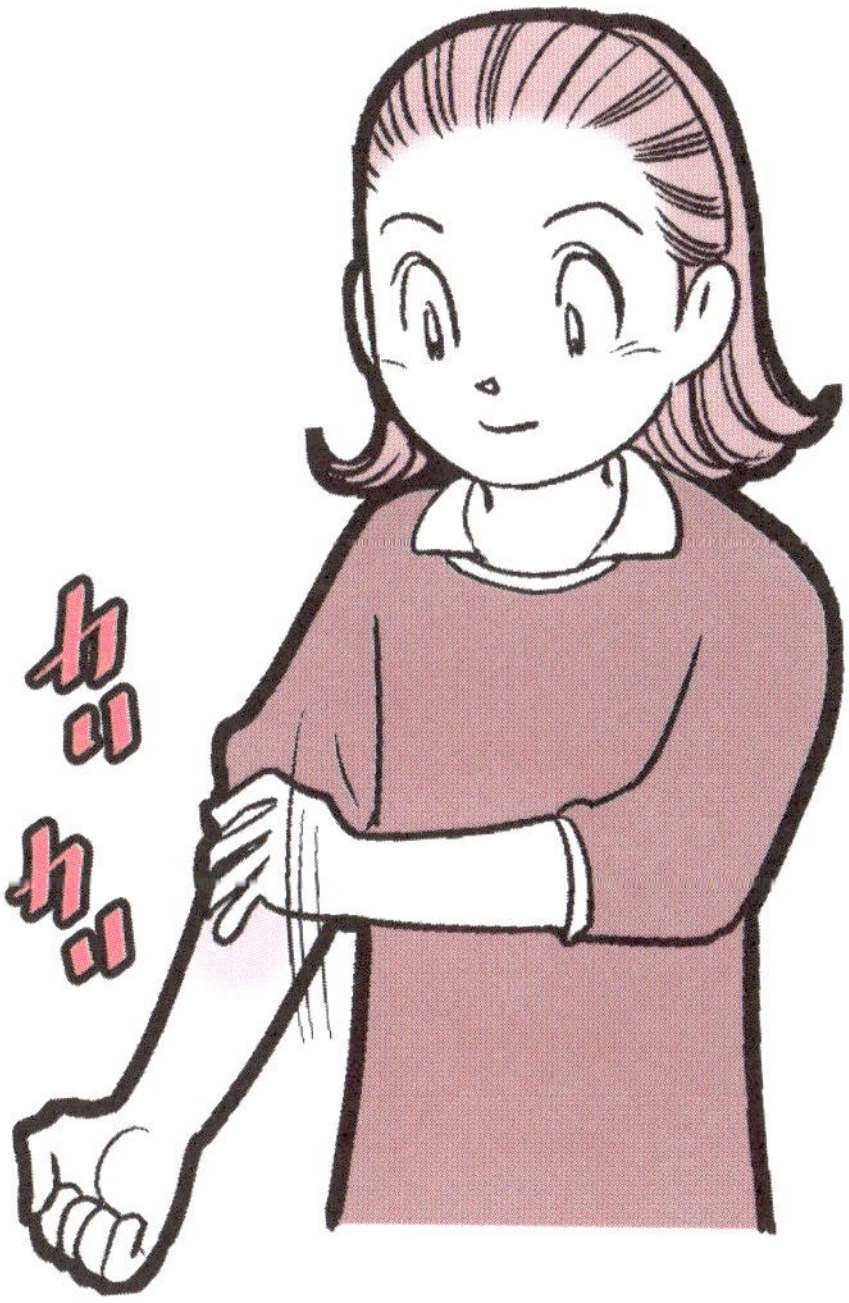

かゆみは皮膚の異常を知らせるシグナル、かくのは体を守るための本能

ムズムズする……、かゆみ（瘙痒《そうよう》）というのは、非常にやっかいな皮膚感覚です。かゆみは、「引っかきたい」という衝動を起こす不快な感覚と定義されています。この定義からもわかるように、かゆみには皮膚をかくという「搔破《そうは》行動」が伴うのが、大きな特徴となっています。

では、なぜ、人はかゆくなるとかきたくなるのでしょう。

私たちの体には、もともと生命を脅かす伝染病を媒介する昆虫、毒、ノミ、寄生虫、病原体などからの攻撃（侵入物）をかゆみとして認知し、搔破行動を誘起することによって、侵入物を排除するという〝生体防御反応〟が備わっています。

このことから、かゆみは「皮膚の異常を取り除いてほしい」と知らせてくれるシグナルといえます。そして、搔破行動は「自己の体を守るため」の本能であると考えることができるのです。しかし、かゆみでは、基本的に命を落とすような危険がないため、どうしても軽

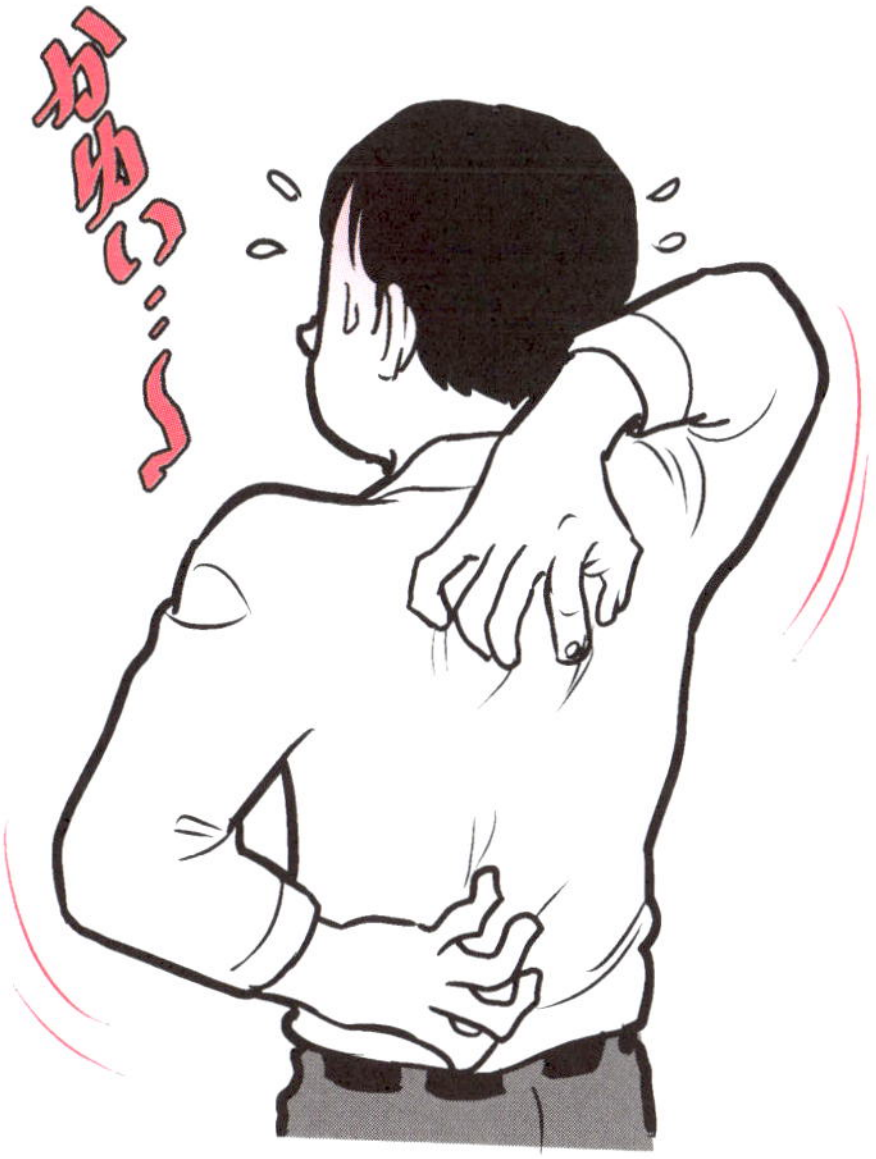

視されがちです。

しかし、かゆみが強まると、イライラしたり、眠れなかったりするなど、かゆみがストレスになることもあります。また、掻破行動により皮膚に炎症が起こり、皮膚の症状が悪化します。とくに顔のトラブルがひどくなると、人前に出るのをためらってしまうこともあります。かゆみや皮膚症状の悪化によって、身体的にも精神的にも大きなダメージをもたらすことになります。

最近、脳科学や医学の研究が進み、かゆみのメカニズムが解明されてきています。それと同時に、激しいかゆみが伴うアトピー性皮膚炎など、難治性の症例に対する皮膚科治療の進歩への期待が高まっています。

かくことは快楽を伴う成功報酬!? 脳内化学物質のドーパミンが分泌される

かゆくないところをかくと「痛み」として感じるのに、かゆいところをかくと不思議と「気持ちがよい!」と感じるのは、だれしも経験しているのではないでしょうか。

では、なぜ、人はかゆいところをかくと気持ちよくなるのでしょう。

かゆいところをかくことで、〝快楽ホルモン〟と呼ばれるドーパミンが分泌されていることがわかっています。これは、自ら皮膚をかきこわして損傷させた、掻破《そうは》行動に対する〝成功報酬〟ととらえることができます。

私たちは、「ある行動をとる」※1「ある物質を摂取する」※2と、脳の中で「報酬系」と呼ばれる部分が強く反応しています。この報酬系の中に、ドーパミンなどが多く存在しています。

さらに、ある行動や物質と快楽との結びつきがあまりに強烈で、報酬系にスイッチが入った場合は、条件反射のように条件づけが形成されてしまい、自分の意思ではその行動や物質の摂取をやめることができない「依存症」に陥ってしまうリスクもはらんでいます。

※1 ある行動:ギャンブル、買い物、食事など。
※2 ある物質:アルコール、ニコチン、薬物など。

かけばかくほどかゆくなる!?

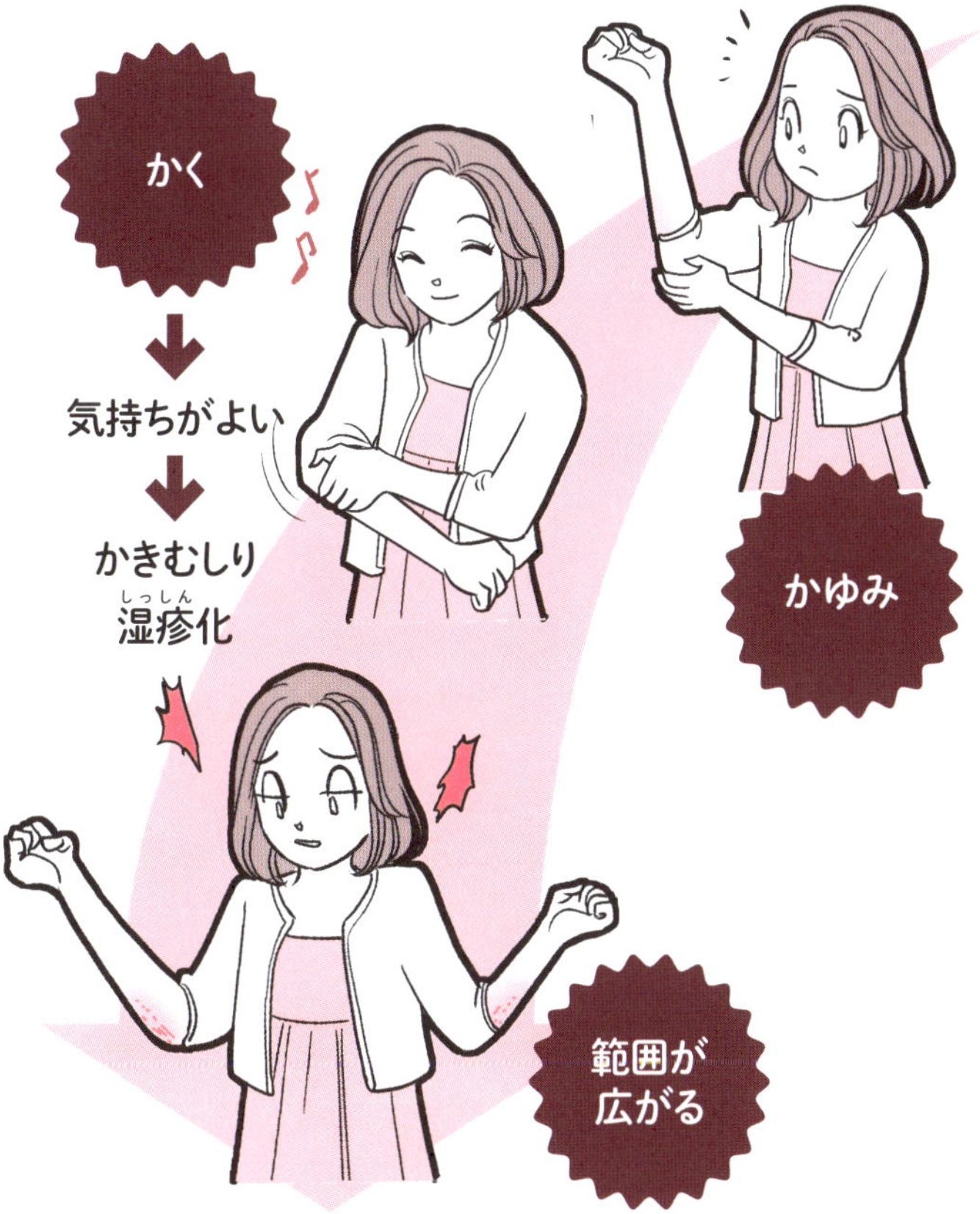
かゆみ
かく
気持ちがよい
かきむしり
湿疹《しっしん》化
範囲が
広がる

過剰な掻破行動は、皮膚を傷つけ、
それが原因でかゆみがさらに悪化します。
かゆみで苦しむ人びとにとって、
掻破行動による快感は深刻な問題です。

かゆみは弱い痛みではない！「似て非なるもの」!!

子どものころ、蚊にさされたときに、爪で「バッテン」の印をつけた経験はないでしょうか。これは、かゆみを感じにくくしようとする無意識の行動なのですが、新たに強い刺激を与えることで、かゆみを痛みにすり替えるという、理にかなった行動なのです。

また、かゆい部分に熱いシャワーをあてると気持ちいいと感じるのも、皮膚に熱い（痛い）という強い刺激を与えることで、かゆみを抑制することにつながります。かゆみというのは、痛みを与えることで一時的に忘れられる感覚といえます。しかし、悪化するケースが多いので、注意が必要です。

実は、これまで「かゆみというのは、弱い痛みである」ととらえられ、痛みを伝える神経経路に流れる信号が弱いときにはかゆみ、強いときには痛みとして感じるというのが通説でした。ところが、近年の研究により、かゆみを伝える神経線維があることがわかり、痛みとは違った皮膚感覚であることが解明されたのです。

かゆみを痛みにすり替える

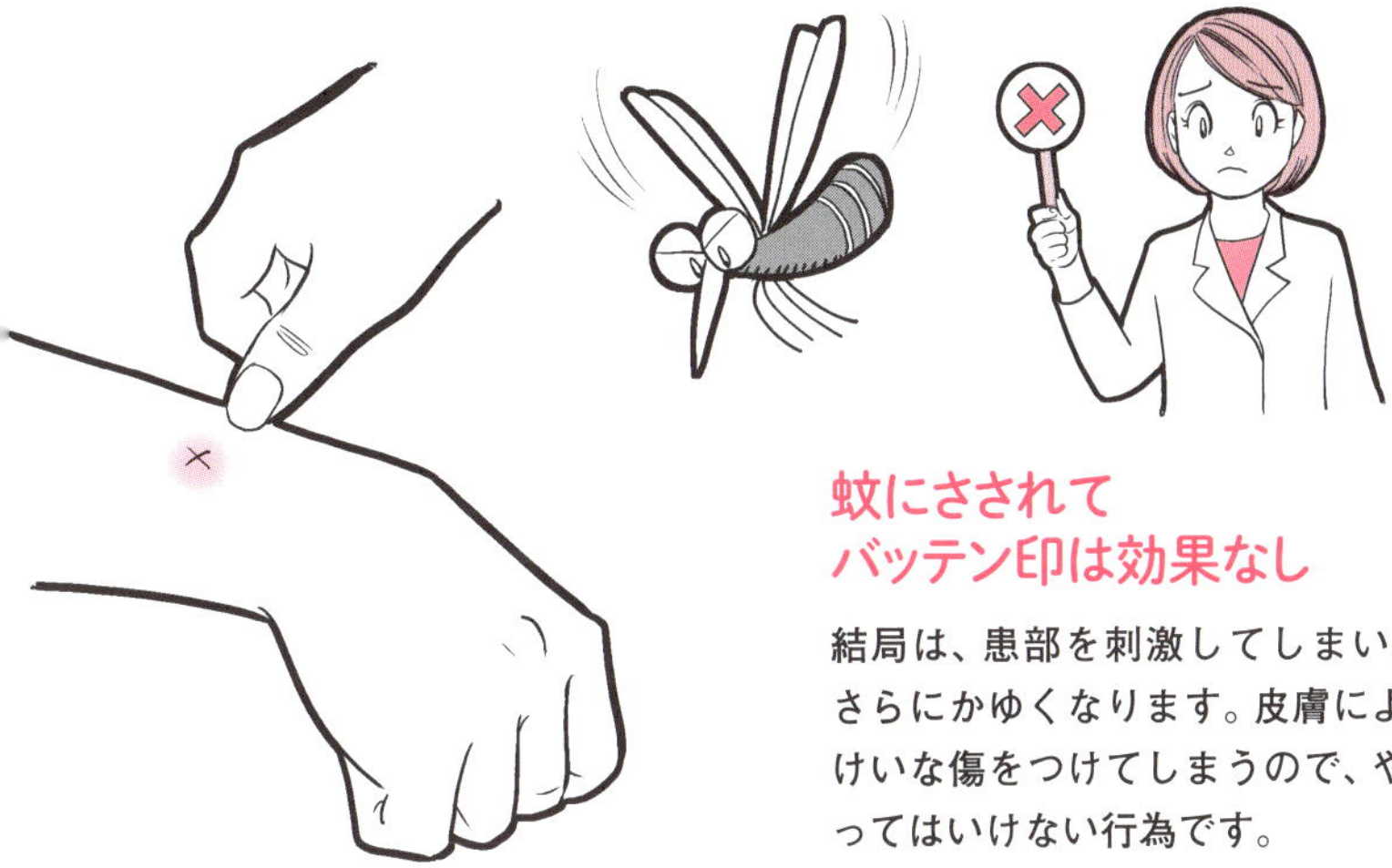

蚊にさされて バッテン印は効果なし

結局は、患部を刺激してしまい、さらにかゆくなります。皮膚によけいな傷をつけてしまうので、やってはいけない行為です。

痛みは、なにかにふれたときに痛いと感じれば、すぐに手を引っ込める「屈曲反射」が起こります。

しかし、かゆみでは、かゆみを感じた部位を反対側の手で払うような行動が起こります。かゆみは手が届く範囲、かける場所にしか起こらないようにできています。具体的には、かゆみは全身の皮膚、まぶたの表裏と白目、鼻の粘膜にしか発生せず、内臓には痛みは起こってもかゆみは起こりません。

かゆみと痛みは、似て非なるものなのですが、まったく無関係かというとそうでもなく、かゆみと痛みとは相互に密接にかかわっています。かゆみという感覚は、まだまだ解明されていないことが多い分野です。

皮膚は内臓の鏡！内臓疾患の異常を知らせるサイン!?

皮膚が、心臓、肝臓、腎臓、胃腸、肺などの臓器と大きく異なるのは、病変が自分自身の目で見てわかるところです。古くより〝皮膚は内臓の鏡〟といわれ、皮膚症状が内臓疾患の異常を知らせるサインになる場合があります。

皮膚表面にはじめてあらわれる病変を「発疹《ほっしん》（皮疹《ひしん》）」と呼び、色調が変化する「斑《はん》」、隆起がある「丘疹《きゅうしん》」、水分を含む「水疱《すいほう》」、膿《うみ》を含む「膿疱《のうほう》」など多彩な形状を示します。皮膚表面の病変が違うというのは、皮膚の下で起きていることも違います。

たとえば、糖尿病の場合、約3割の患者さんが、なんらかの皮膚疾患を抱えているといわれます。高血糖の状態が続くと赤ら顔や強いかゆみを伴ったり、免疫機能が低下すると水虫などの感染症を発症しやすくなったりします。悪化すれば、感覚神経にも異常があらわれ、足の靴ずれや小さな傷から細菌感染しても気づかず、皮下組織まで腐って壊疽《えそ》になることがあります。日ごろから皮膚症状をチェックすることが大切です。

皮膚を定期的にチェックしよう

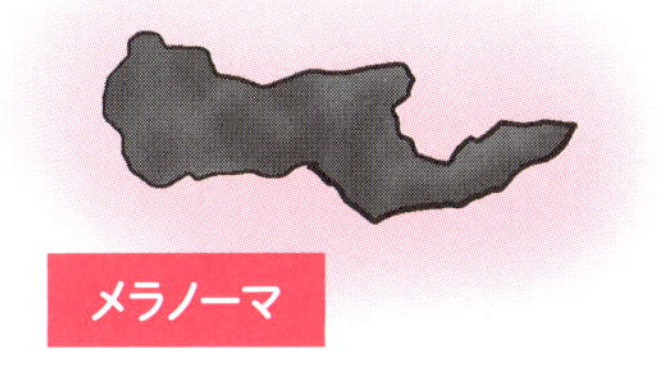

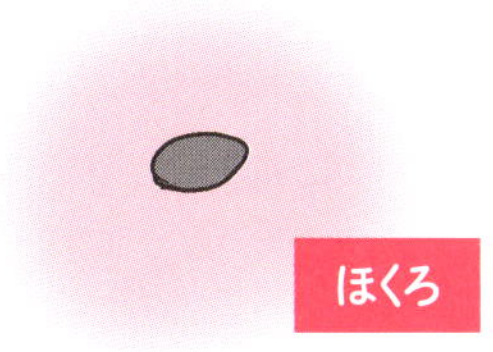

ほくろだと思っていたら、メラノーマ!?

「ほくろがん」と呼ばれるメラノーマ（悪性黒色腫）は、足の裏や手のひら、手足の爪、顔などに発生しやすい皮膚がんです。短期間で直径7mm以上になったら要注意！

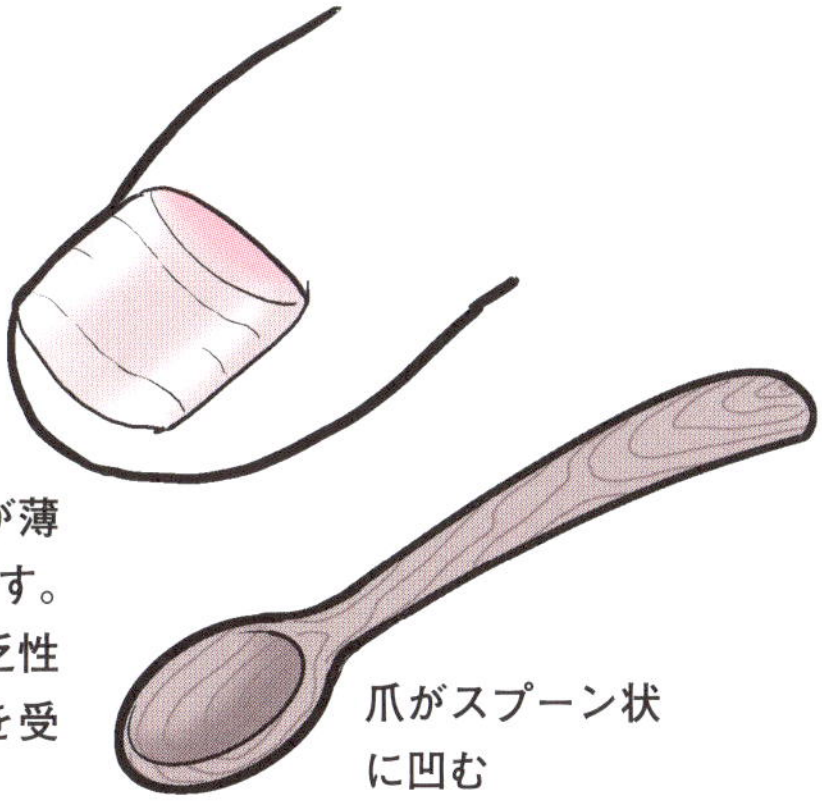

スプーン状爪になると、鉄欠乏症貧血!?

体内の鉄分が不足することで、爪が薄く弱くなり、そり返って変形します。爪がスプーン状に凹むのは、鉄欠乏性貧血のことがあります。血液検査を受けて治療しましょう。

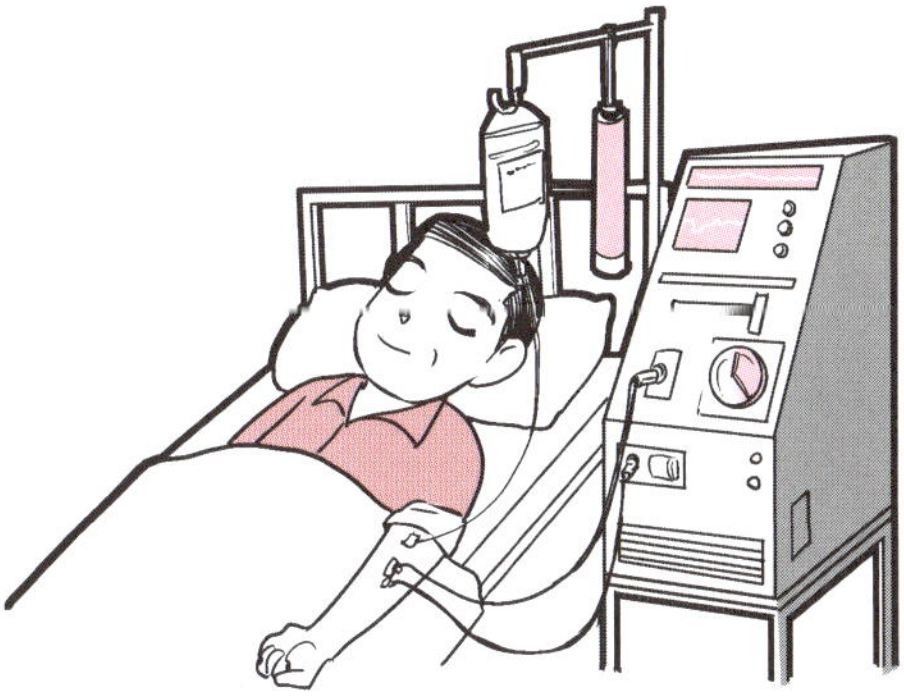

血液透析を受けている人に、かゆみが起こる

腎不全で長期に血液透析治療を受けている患者さんの多くが全身のかゆみを訴えます。かゆみが強いと、睡眠障害や抑うつ傾向になりやすいので注意が必要です。

皮膚は心の状態がわかるバロメーター！ 今の自分を教えてくれる!!

皮膚は、内臓疾患を知らせるだけでなく、心の状態を教えてくれます。たとえば、恥ずかしくて赤面したり、恐怖のあまり蒼白になったりします。寒いときだけでなく、感動しても怖くても鳥肌は立ちます。緊張や不安があると首や肩の筋肉がこわばり、額や鼻、背中、手のひらに冷や汗をかきます。照れたときもイライラしたときも頭をかいたりします。

このように、喜び、悲しみ、不安、驚き、怒り、恐れなどの情動が、皮膚に出るのです。情動というのは、急激に起こる一過性の強い感情の変化です。その人に衝動的な行動をとらせてしまう欲求ともいえます。情動によって、交感神経の緊張が続くと、呼吸、循環、消化、分泌などの生理機能が変調し、皮膚に悪影響を及ぼします。

治療をしてもよくならない場合、要因のひとつとして「心の悩み」があります。アトピー性皮膚炎などでは、ストレスが原因となることが多いのです。まじめな人ほどストレスを受けたとき、うまく対処できずに搔破《そうは》行動に走ってしまい、症状を悪化させます。

情動は、脳がコントロールしている

脳は、「大脳新皮質」「大脳辺縁系」「脳幹」という３つで構成されています。「情動」という感情が起きているときは、本能的な行動や感情にかかわる大脳辺縁系が活発になります。その感情をコントロールするのが、大脳新皮質の中にある「前頭葉」です。

快情動 慈しみ／自尊心／至福／満足／夢中／喜び／愛

不快情動 悲しみ／軽蔑／苦悩／敵意／嫉妬／迷惑／孤独／怒り／恐れ／心配／罪悪感

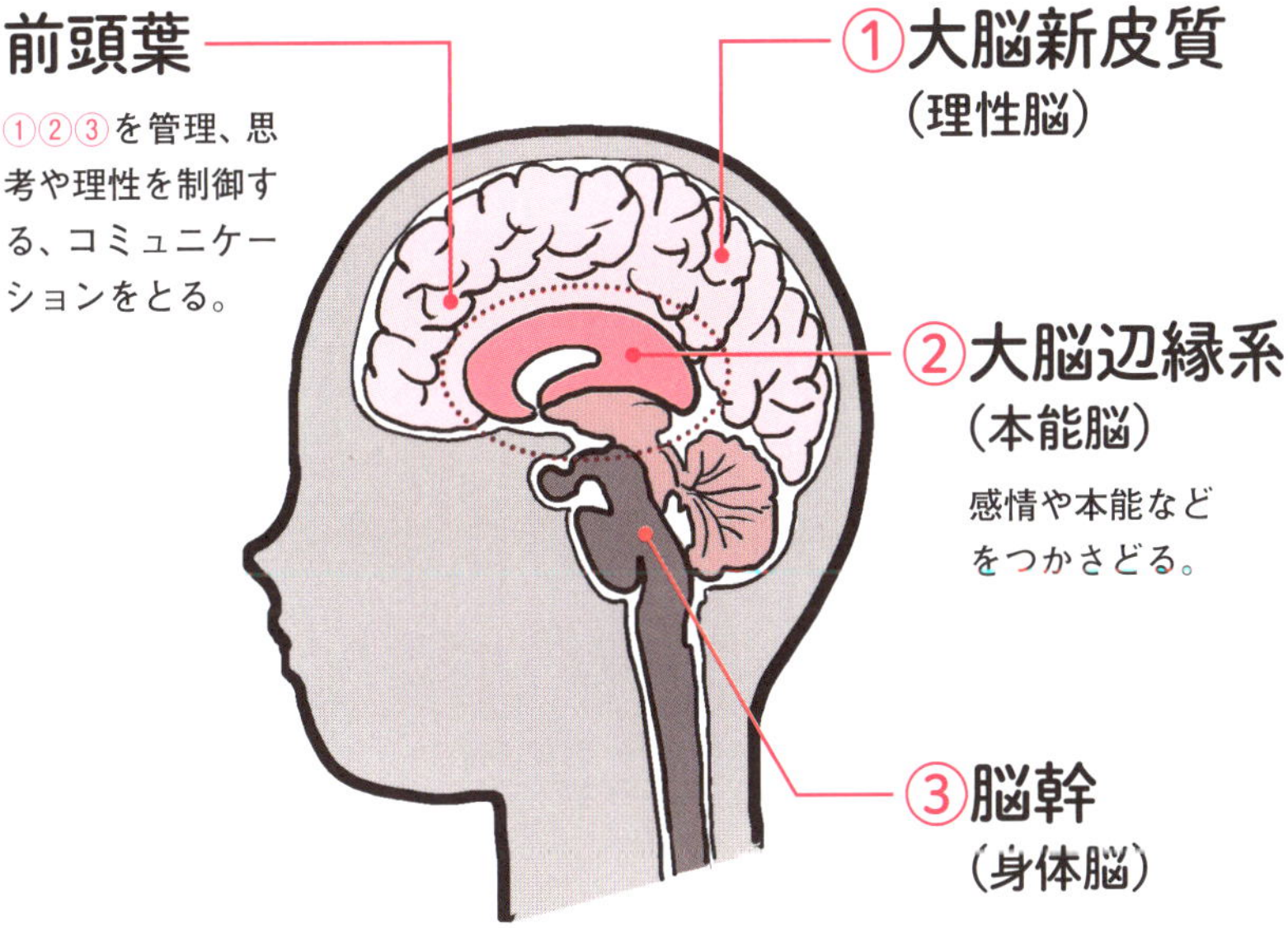
前頭葉
①②③を管理、思考や理性を制御する、コミュニケーションをとる。
①大脳新皮質
（理性脳）
②大脳辺縁系
（本能脳）
感情や本能などをつかさどる。
③脳幹
（身体脳）

末梢《まっしょう》性のかゆみと中枢《ちゅうすう》性のかゆみの2種類がある

かゆみには、「末梢性のかゆみ」と「中枢性のかゆみ」のふたつのタイプがあります。「どこがかゆい？」と聞かれて、「ここがかゆい！」と、かゆい部位が特定できる場合は末梢性のかゆみです。なんらかの刺激を受けることで、皮膚に存在するマスト細胞（肥満細胞）と呼ばれる細胞に、IgE抗体、サイトカイン、神経ペプチドなどの物質が作用し、かゆみの原因物質であるヒスタミンが放出されます。このヒスタミンが、かゆみや痛みを感知する知覚神経に作用し、その刺激が脳に伝えられます。

一方、体全体がむずがゆいけれど、「どこがかゆいのか、よくわからない!?」と、かゆい部位が特定できない場合が、中枢性のかゆみです。かゆいと感じる部位には、炎症や発疹《ほっしん》などの皮膚症状は生じないのが特徴です。中枢性のかゆみには、オピオイドペプチドという神経ペプチドが関係しています。糖尿病や腎臓病、胆汁うっ滞性肝疾患、血液透析、アトピー性皮膚炎、乾癬《かんせん》などにみられるかゆみです。

かゆみの種類と発症メカニズム

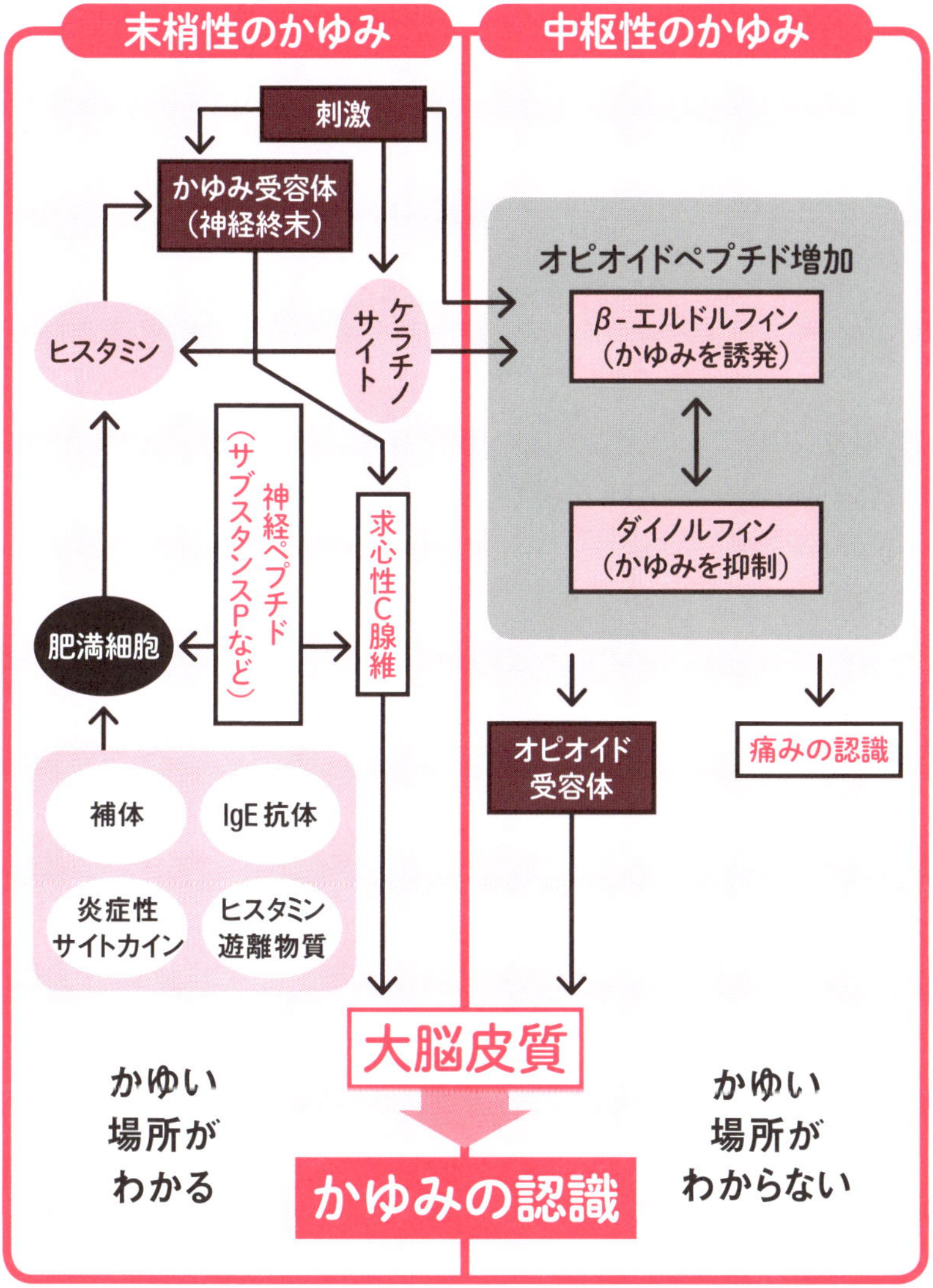

かくことによって、皮膚になにが起こっているの？

皮膚をかくことで、皮膚の下でなにが起こっているのか、具体的にみていきましょう。

かくことで少なくても**皮膚バリアの損傷**、**炎症性サイトカインの放出**、**軸索《じんさく》反射**という3つの変化が起こり、かゆみも皮膚病変も増悪します。第1の変化は、皮膚のバリア機能の損傷がいっそう進みます。出血を伴うほどの引っかき傷であれば、角層だけでなく表皮全体が損傷を受けます。第2の変化は、表皮細胞の損傷によってサイトカインという物質が放出され、炎症反応が促されます。サイトカインは、細菌やウイルスが体に侵入したときに、それを免疫細胞に伝え、撃退して体を守るという重要なはたらきをします。かくだけでなくわずかに角層がはがれる程度でも、サイトカインは放出されます。

第3の変化は、軸索反射です。はじめは皮膚の一部がかゆいだけなのに、いつの間にか、その周辺もかゆくなることがあります。この現象の原因になるのが、軸索反射です。神経終末からサブスタンスPなどの神経ペプチドが遊離され、さらに炎症が起こります。

かくことによる皮膚の変化

かくことで、皮膚バリアの損傷、炎症性サイトカインの放出、軸索反射が起こります。すなわち皮膚に炎症が起こり、かゆみが生じます。

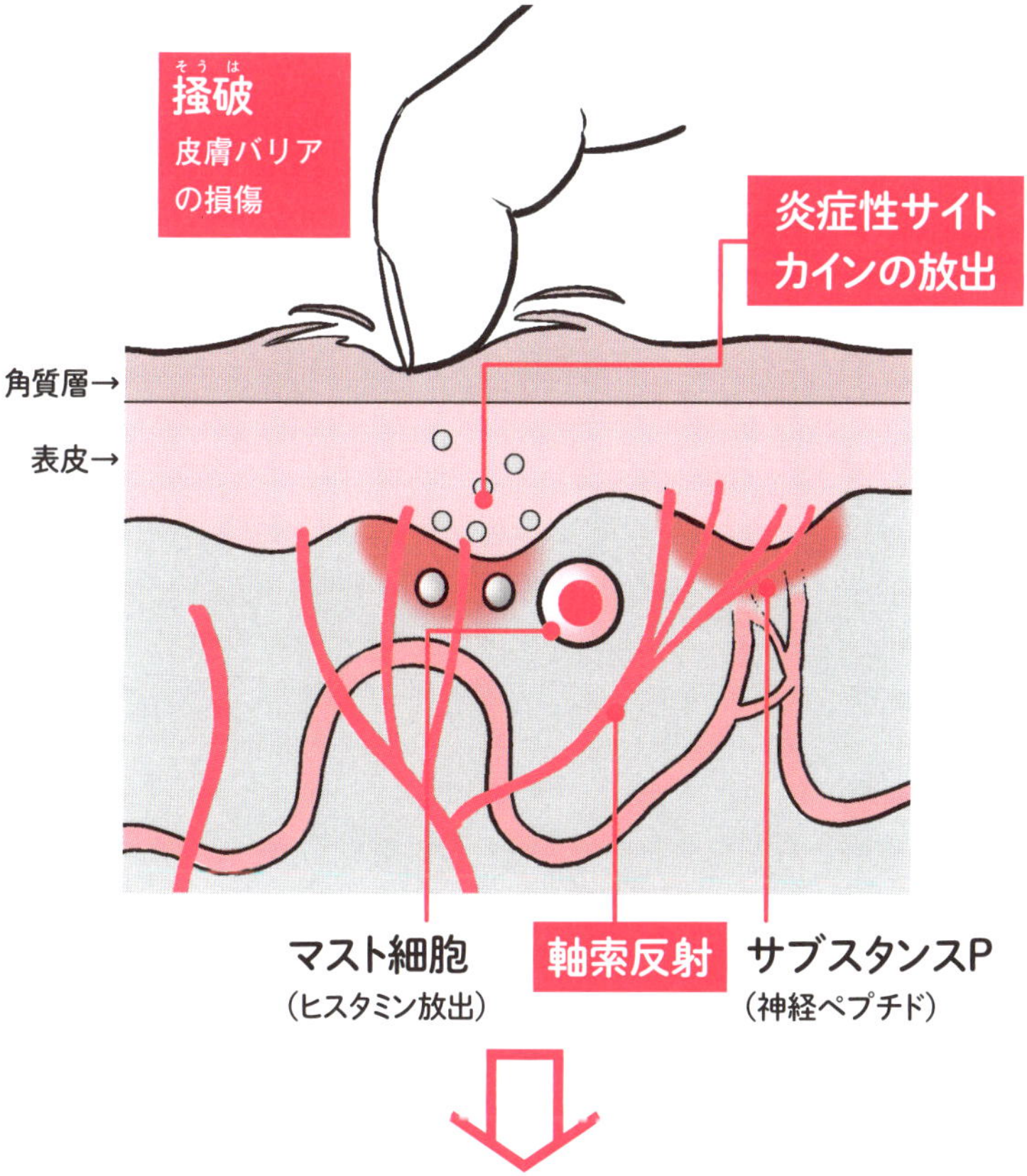

かゆみ掻破の悪循環を認識することが重要です。

皮膚はかけば、かくほど、かゆみの悪循環に陥る

皮膚のかゆみは、かかないでいれば自然に治まります。そうはいっても、かかずにはいられないのが、かゆみです。かくことで、一時的にかゆみは解消されますが、けっして治まったわけではありません。逆に、かけば、かくほど、かゆくなるという「かゆみの悪循環」に陥ります。かくことで、さらにその部分の炎症が強まります。

かくことで誘発される炎症（湿疹《しっしん》、皮膚炎）は、体の細胞や組織が損傷を受けたときに、それを取り除いて再生しようとするための生体防御反応のひとつです。抗生物質も抗真菌薬もない時代には、炎症が自己防衛の役割を果たしていましたが、現在ではむしろ不利益のほうが多いといえるでしょう。皮膚を傷つけないためには炎症を抑制する治療が重要です。かゆみを止めるには、抗ヒスタミン薬（抗アレルギー薬）の内服および副腎皮質ホルモン（ステロイド）外用薬を中心とした皮膚科的治療が行われます。かゆみの悪循環を断ち切るためには、まずは、かかないこと、そして早い段階から治療をはじめることが大切です。

かゆみの悪循環「イッチ・スクラッチ・サイクル※」

かくことで、発膚は損傷し、かゆみと炎症を助長してしまいます。「かけば、かくほど、かゆくなる」という“かゆみの悪循環”に陥ります。

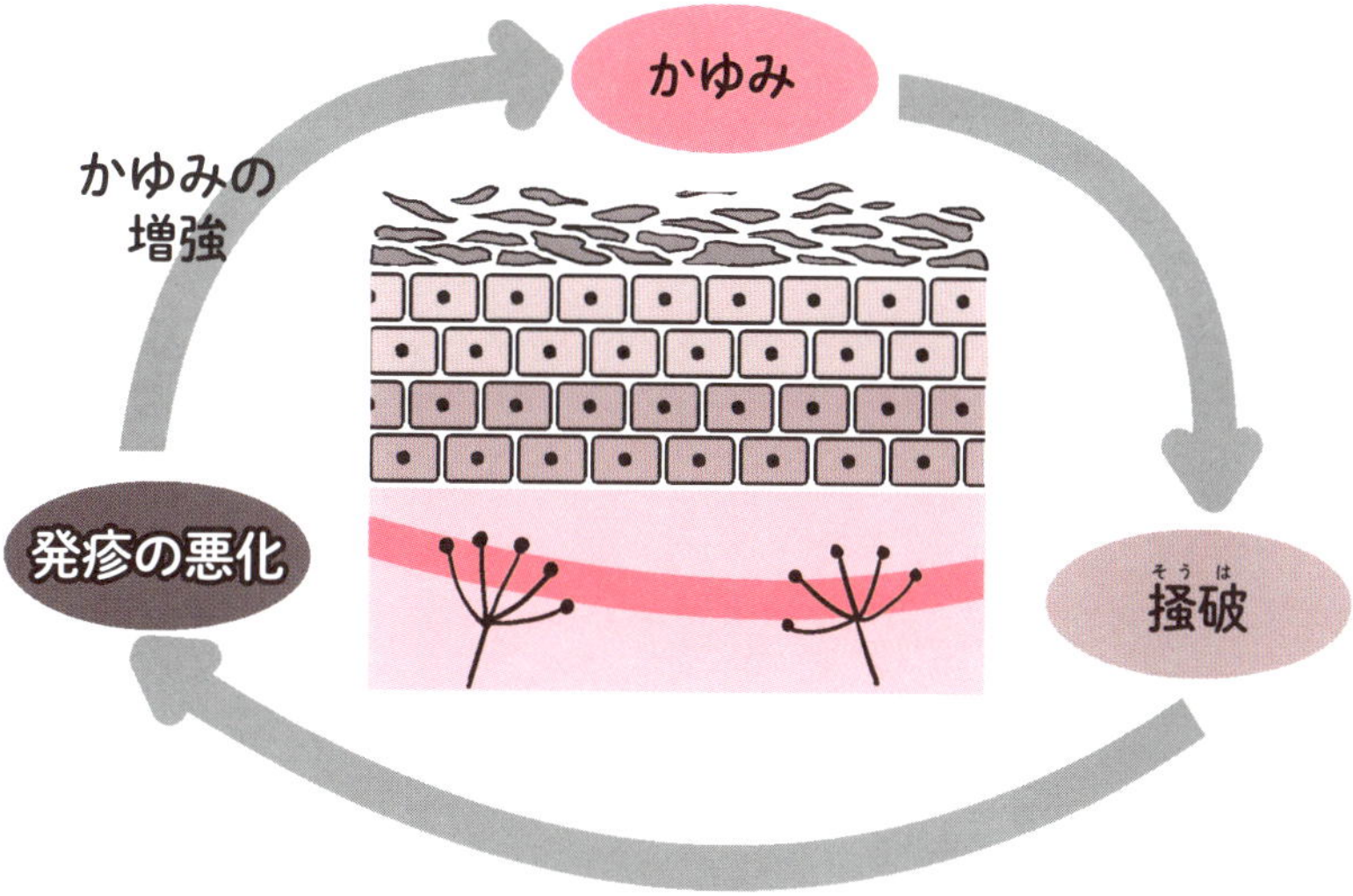

皮膚が損傷

かゆみ対策は、
かかないのがいちばんです。

※イッチ・スクラッチ・サイクル：イッチ（itch）は「かゆみ」、スクラッチ（scratch）は「かく」という意味。かゆみと掻破のサイクル。

緊張するときやストレスがあると、ポリポリかいてしまう「かき癖」

通常、掻破《そうは》行動はかゆみによって誘起される反射的行動です。しかし、かゆみがないのに無意識にポリポリかいてしまう「かき癖」という、やっかいな掻破行動があります。

たとえば、職場や家庭などで自分の思うようにいかずイライラしたときに、頭をかいたり、髪の毛を引っぱったりする人がいます。また、プレッシャーを感じているときに、鼻や頬をかいたり、目をこすったりと、顔や体をせわしなくさわったりする人もいます。これは、体にふれることで、自分の気持ちを落ち着かせようとしているといえます。

かき癖は、ストレスが大きくなるほどエスカレートしていき、頭皮をかきむしる、髪の毛を抜く、顔を叩くといった過剰行動になっていきます。つまり、痛みの感覚を得ることにより、一瞬でもストレスが打ち消されるのです。女性に多くみられる「洗いすぎ、こすりすぎ、保湿しすぎ」という過剰ケアは、ある種の「自傷癖」に似ています。再発を繰り返したりする場合は、かき癖を疑ってみましょう。

ストレス・スクラッチ・サイクル

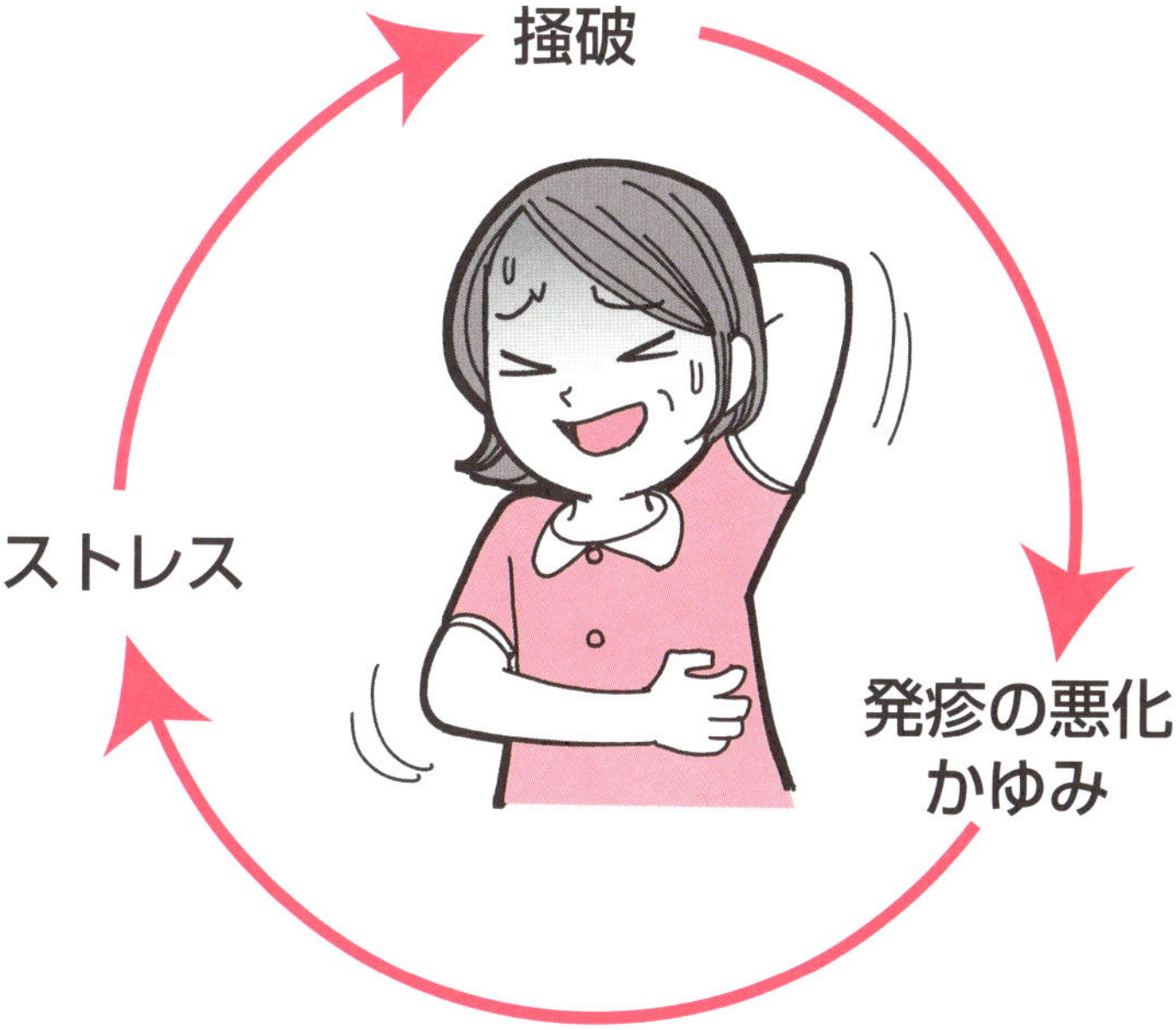

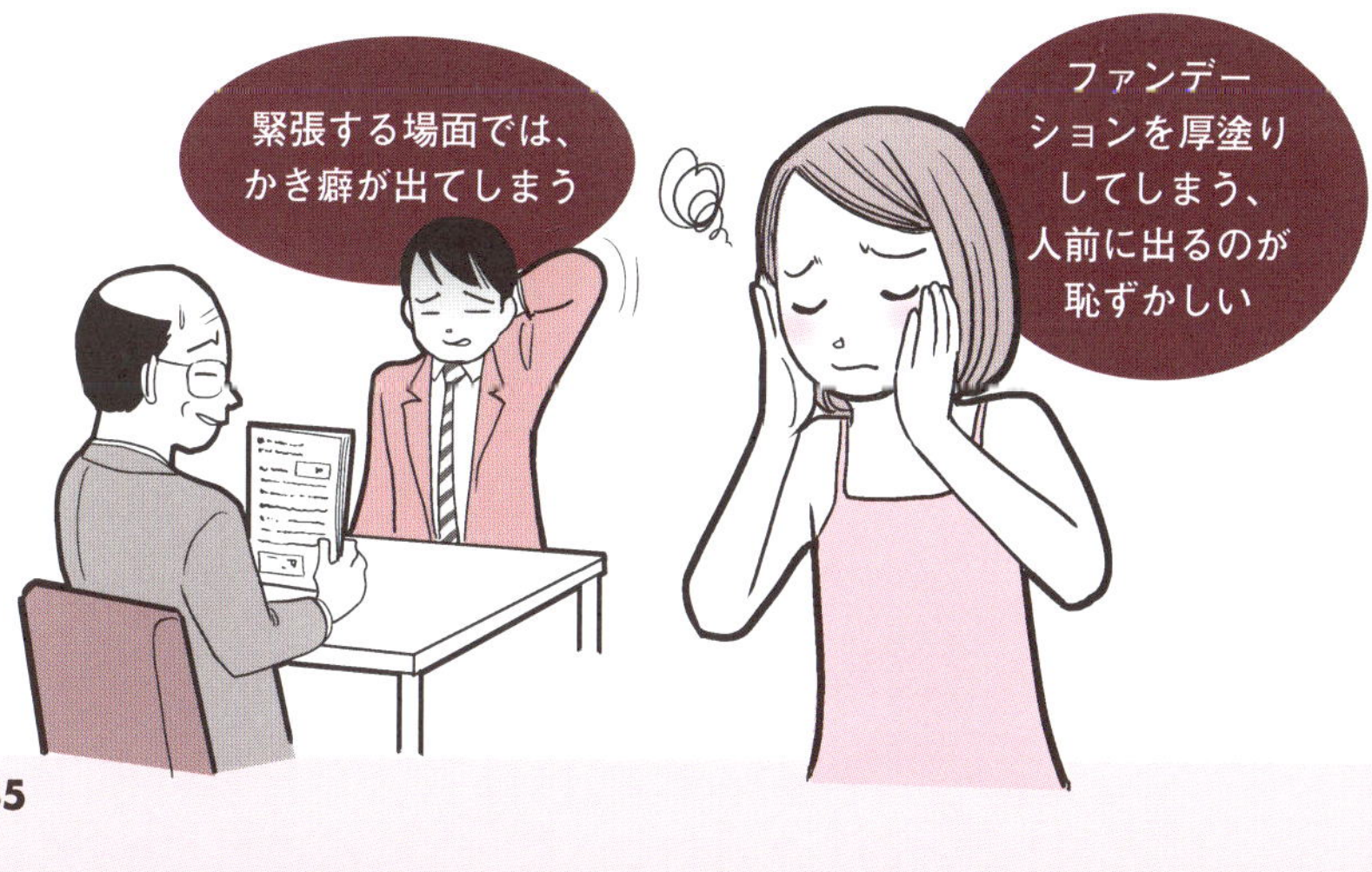

ストレスの解消の手段になっている嗜癖《しへき》的掻破《そうは》行動

近年、「大人アトピー」と呼ばれる「成人型アトピー性皮膚炎」が増えていて、難治化する傾向があります。その患者さんの掻破行動を考察した結果、情動やストレスが掻破行動を誘発していることがわかっています。

かゆいから、かくのではなく、「イライラするとかく」「気がつくとかいている」という気持ちでかく状態があり、それが習慣化して、「帰宅後に必ずかく」「いつも同じようにかく」「かきだすと止まらない」と、日課のように行われています。さらに、「気がまぎれる」「ほっとする」「すっきりする」という心地よさ、つまり精神的快楽もあることから掻破行動は繰り返されます。1回の掻破時間は平均5~10分、時には30分、4時間にも達するという人もいます。つまり、掻破行動がストレス解消の手段となっているのです。掻破行動は、習慣化して精神的依存が強まると、一種の「アディクション※（嗜癖）」となります。このように、習慣的にかくことにはまってしまうことを「嗜癖的掻破行動」といいます。

※アディクション（嗜癖）：何度も止めようとしても止めることができない悪い癖に耽ってしまうこと。

こんな掻破行動にも注意！

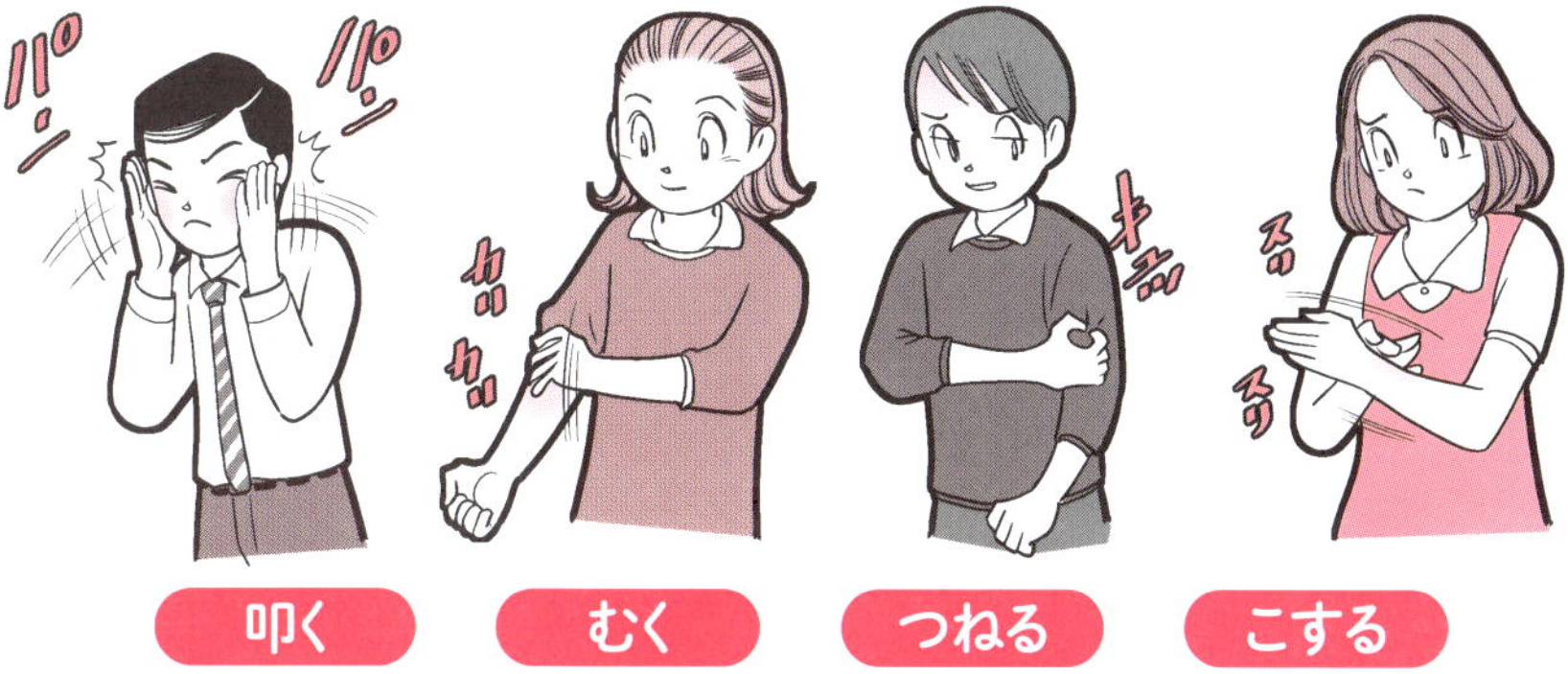

嗜癖的掻破行動は、直接的に皮膚を損傷し、皮膚疾患の発症、悪化、再発の原因になっています。嗜癖的掻破行動は、決して稀ではなく、さまざまな疾患に関与しています。

最も多いのは、アトピー性皮膚炎とニキビですが、脂漏性皮膚炎、酒さ（赤ら顔）、乾癬、自家感作性皮膚炎、慢性痒疹《ようしん》、皮膚掻痒症《そうようしょう》、急性湿疹《しっしん》なども悪化させます。ときに毎日のように皮をむいてしまう人もいます。掻破行動を断ち切らなければ、何度でも再発してしまいます。ストレスで引き起こされる嗜癖的掻破行動は、まず掻破行動を認識し、自分で自覚することが大切です。実際、嗜癖的掻破行動の治療によって、多くの患者さんが軽快しています。

コラム《こらむ》 1

イチゴを食べすぎるとなぜ、かゆくなる?

12～４月には、各地で「イチゴ狩り」が盛んに行われます。甘酸っぱくておいしいイチゴですが、イチゴを食べすぎると、口のまわりがかゆくなることがあります。「口が痛い」や「喉がチクチクする」などの症状があらわれたときは食べるのをやめて、手や口を洗ったり、拭いたりしてください。症状が悪化しないか、しばらくは注意深く様子をみます。ひどくなるようなら皮膚科を受診しましょう。

ふだんはイチゴを食べてもかゆくならない場合には、食べすぎることによって、非アレルギー性のかゆみが起こったのです。イチゴは、かゆみの原因物質であるヒスタミンを、比較的多く含むとされています。そのため、たくさん食べるとかゆくなるのです。このほか、トマト、ナス、ホウレンソウ、タケノコ、ヤマイモ、そば、卵白、豚肉、サバ、マグロ、イカ、エビ、アサリなどの魚介類、コーヒー、チョコレート、ワイン、ビールなどが、ヒスタミンを比較的多量に含むとされています。

これに対して、アレルギー性の反応もあります。食べた30分以内ぐらいに、口のまわりがかゆくなる、赤いブツブツができる、唇や舌、目が腫れたりします。さらに、蕁麻疹《じんましん》、下痢、嘔吐など体全体にアレルギー症状としてあらわれる場合もあります。稀に、呼吸困難やアナフィラキシーショックを起こすこともあるので、注意が必要です。

果物や野菜、ナッツ類には、アレルギーの原因となるものが多くあります。特にピーナッツ、アーモンド、ソバ、メロン、バナナ、リンゴ、モモ、ナシ、クリなどはアレルギー症状を起こしやすいことが知られています。

第2章 知っておきたい！ 皮膚のしくみと、そのはたらき

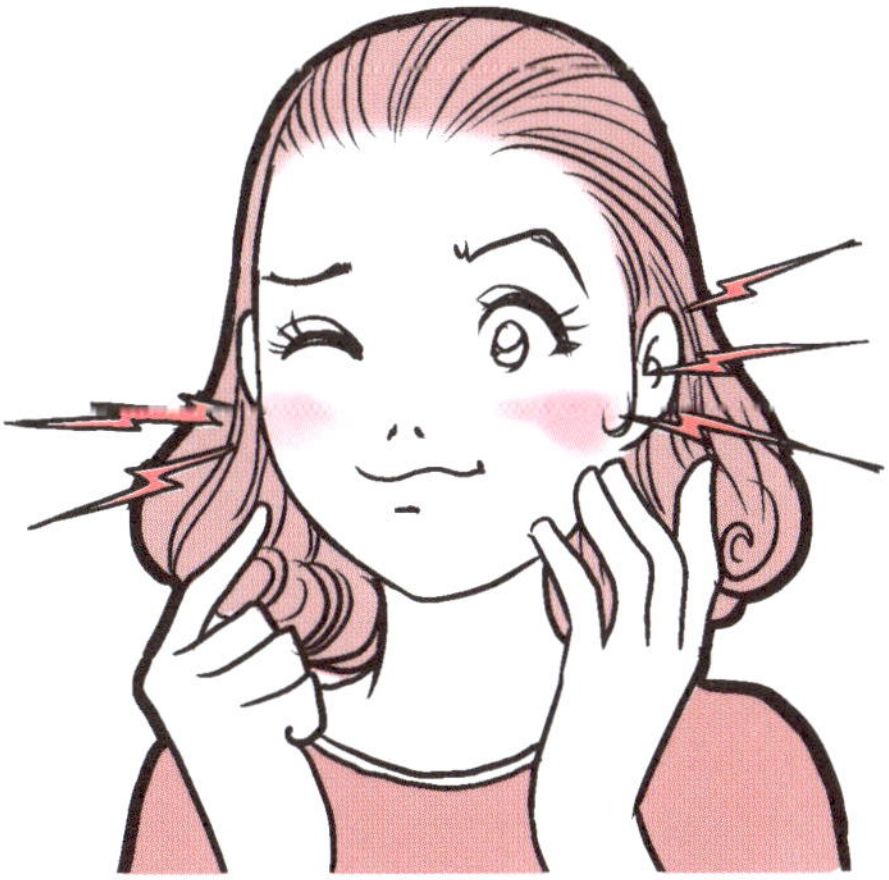

表皮、真皮、皮下組織……皮膚は「人体最大の臓器」である

私たちの体全体をおおう皮膚は、人体最大の臓器です。「皮膚も臓器なの？」と驚くことでしょう。臓器というのは、特定の形態や機能を持つ器官のことです。皮膚も脳や心臓、肝臓、腎臓、胃腸などと同じ臓器なのです。皮膚は、皮膚層の「表皮」「真皮」「皮下組織」と、皮膚付属器として「爪」「毛」「皮膚腺（脂腺《しせん》、汗腺《かんせん》、乳腺）」を合わせたものの総称です。爪も髪の毛も、表皮の細胞が変化したものです。

皮膚の厚さは、部位によって厚さは異なります。平均すると約２㎜、表皮になるとわずか０・２㎜程度の薄い膜です。皮膚の最上層を覆っている角質層（53ページ）は０・01〜０・02㎜で、ラップフィルムより薄いのです。皮膚の総面積は、成人の場合には約１・６㎡で、畳１枚分の広さに相当します。皮膚の重さは、体重の約16％にあたります。体重50kgの人であれば、８kgになります。内臓の中で最も大きい肝臓は、体重の約２％（体重50kgであれば１kg）ですから、皮膚がいかに大きい臓器であるかがわかります。

皮膚の構造

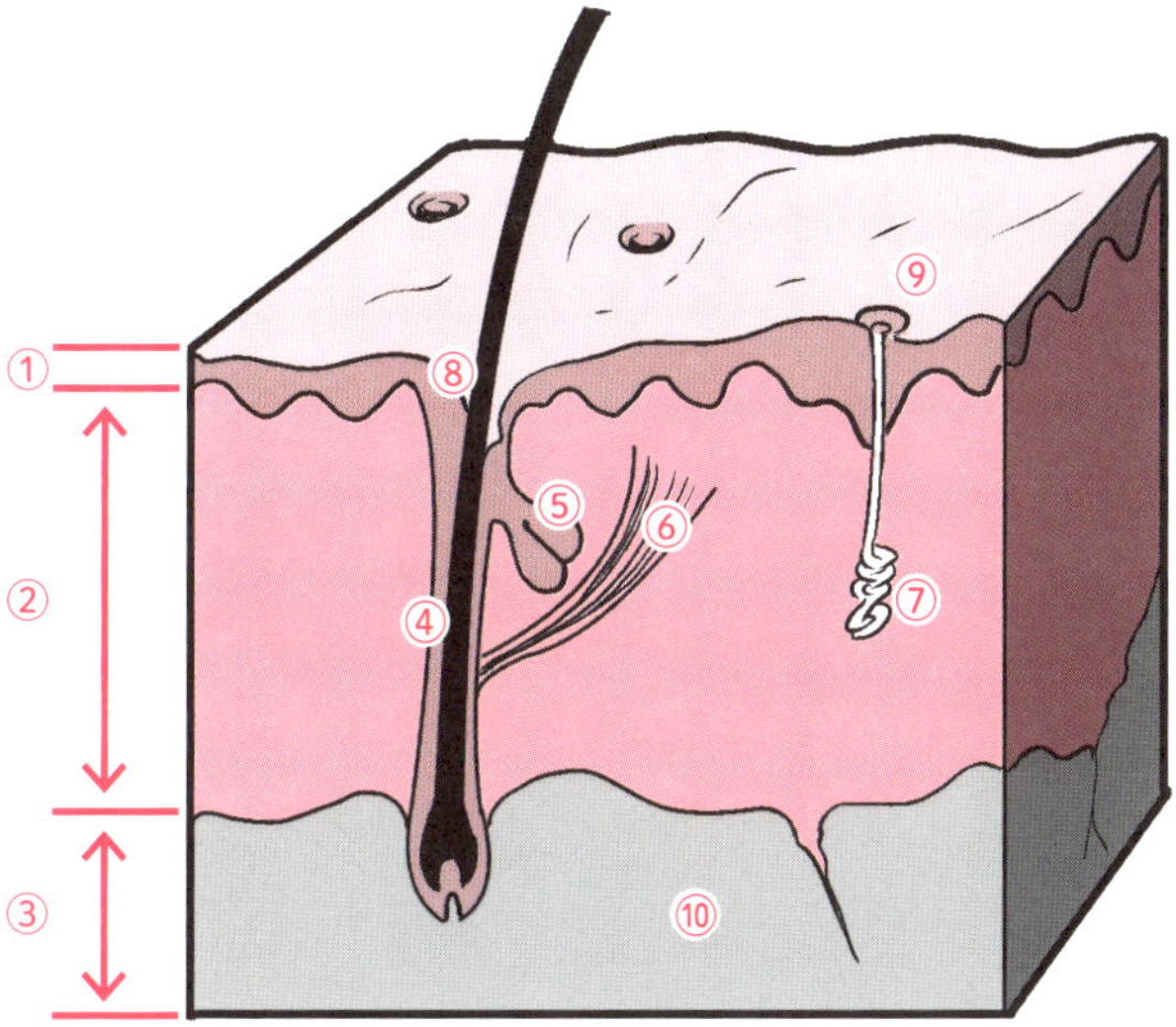

① 表皮《ひょうひ》
② 真皮《しんぴ》
③ 皮下組織
④ 毛包《もうほう》
⑤ 脂腺《しせん》
⑥ 立毛筋《りつもうきん》
⑦ エクリン汗腺《かんせん》
⑧ 毛孔
⑨ 汗孔《かんこう》
⑩ 脂肪組織

皮膚は全身をパッケージのように包み、筋肉や神経、血管を守っている

皮膚は、臓器が外に出ないように体全体をパッケージのように包み、体の形を維持するほか、外部からの刺激保護や体温調節、知覚などをつかさどるはたらきをしています。

皮膚は外側から「表皮」「真皮」「皮下組織」という3つの層から構成されています。表皮は、いちばん外側にある薄くて丈夫な層です。皮膚の潤いを保つとともに、外部から異物の浸入や刺激を防いでいます。皮膚の内側にある筋肉や神経、血管を外傷から守るはたらきもしています。

真皮は、皮膚組織の大部分を占めていて、皮膚本体ともいえます。真皮には強靭な「コラーゲン線維」の束が網状に存在し、その間をゼリー状の「基質」が組織液を含んで満ちています。これに「エラスチン線維」も加わって、弾力や柔軟性を与えています。このほか、真皮には免疫細胞（組織球、肥満細胞など）や、毛包、皮脂腺、汗腺、血管、リンパ管、神経などがあり、生理的に重要なはたらきをしています。

皮下組織は、皮膚の最も内側にある組織です。大部分が皮下脂肪で、その中に、動脈や静脈といった太い血管が通っていて、皮膚組織に栄養を届けたり、老廃物を運び出していています。また、エネルギーを脂肪という形で蓄え、外力に対してクッションのように内臓や骨、筋肉などを保護しています。さらに、体温の発散を防ぎ、外気の寒さから守っています。このように皮膚は、単に1枚のラップフィルムのような皮膜ではなく、複雑で精密な構造と高度な機能を持った重要な器官であるといえます。つまり、脳や心臓、肺、胃腸などと同じ、生命維持に必要不可欠な臓器なのです。

真皮を構成する成分

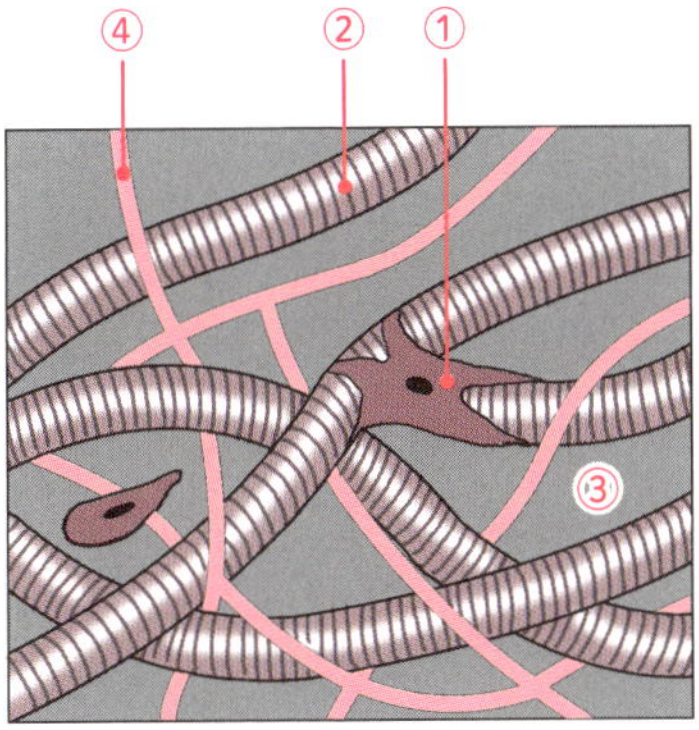

① 線維芽細胞
②～③の3つの成分を生み出す細胞。

② コラーゲン線維
密で強い線維の束で、皮膚を支えている。

③ 基質
ムコ多糖類（ヒアルロン酸など）からなり、水分を保持して柔軟性を与える。

④ エラスチン線維
弾力性に富んだ細い線維。弾力を与える。

脂腺《しせん》は潤いをもたらす皮脂をつくるが多すぎるとニキビの原因に！

皮脂腺（脂腺）は、毛に付属する皮脂を分泌する器官です。手のひらや足の裏を除いた、ほぼ全身の皮膚に分布しています。皮脂は、汗と混ざり合って皮脂膜をつくり、皮膚を保護しています。皮脂は、水分の蒸散を防いで皮膚や髪に潤いを与え、光沢や滑らかさも与えます。皮脂の分泌が多いのは、頭部や顔、腋窩《えきか》（わきの下のくぼみ）、外陰部、胸、背中の中央に沿った部位など、脂腺が発達しているところです。最も多いのが、頭皮と「Tゾーン」と呼ばれる顔の額と鼻の部分です。皮膚の分泌量は性ホルモン（男性ではテストステロン、女性では副腎アンドロゲン）に影響され、性別や年齢、季節、食べ物などによって左右されます。一般に、女性の場合は思春期から20歳代、男性の場合には思春期から20～40歳代に最大となり、以後は加齢とともに減少します。

皮脂は多すぎると、皮膚が汚れやすくなったり、皮脂そのものが刺激になったりして、ニキビなどができやすくなります。唇や陰部には毛を欠く独立脂腺があります。

毛包の構造と脂腺の分泌

脂腺《しせん》は特殊な分泌

脂腺の腺細胞では細胞質に脂質滴が蓄えられていきます。その量が増えると、核が圧迫されて小さくなって、細胞自体が退化して細胞全体が分泌物となって放出（全分泌）されます。

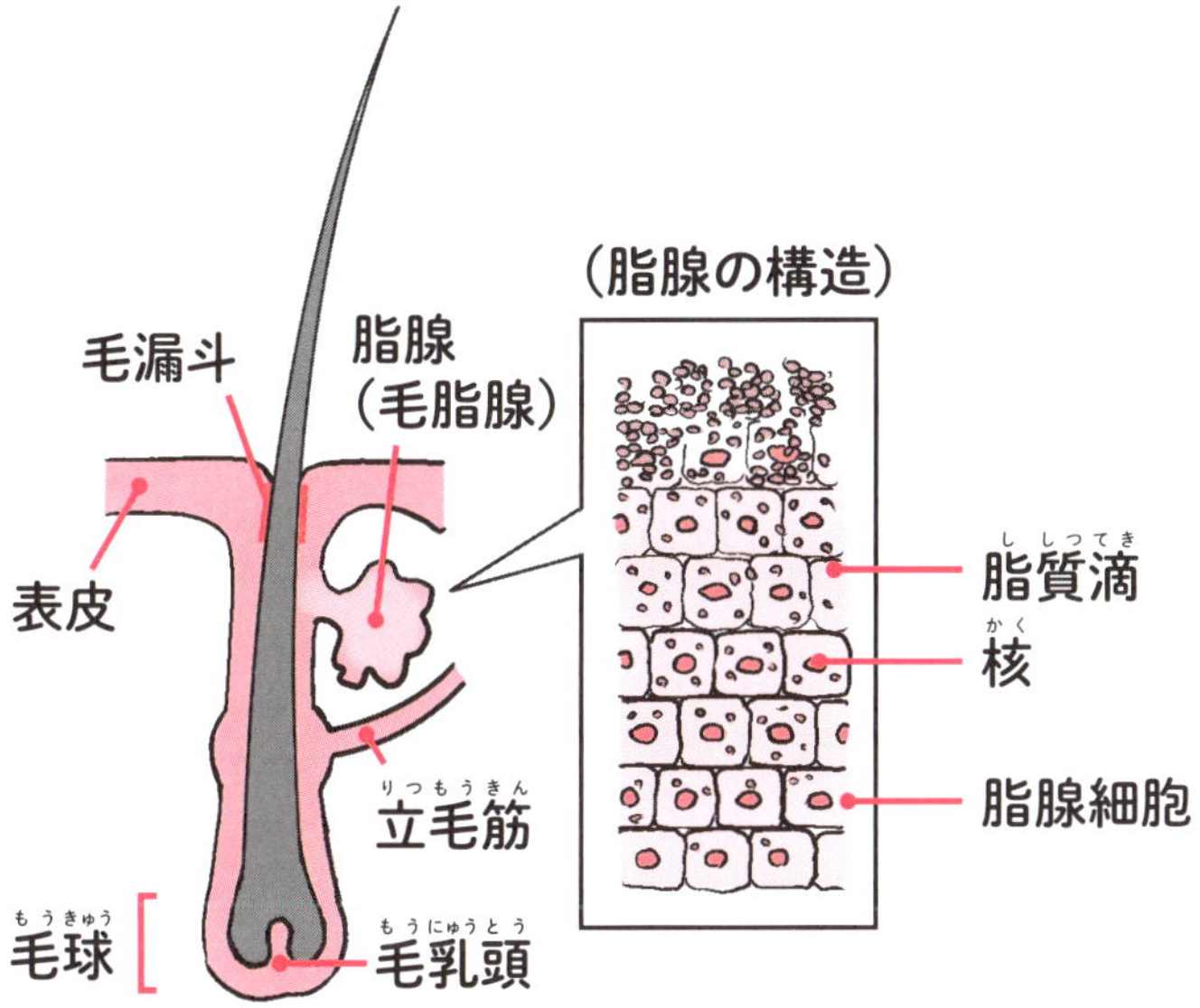

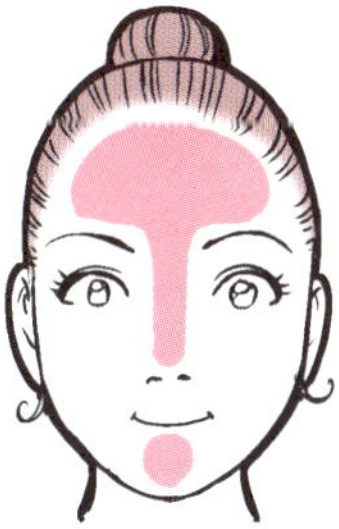

顔の「Tゾーン」

脂腺は分泌量が多いのは、
頭皮と顔面のTゾーンです。

1日約1ℓの汗を分泌している汗腺《かんせん》は体温調節に欠かせない器官

汗腺は、皮表に汗を分泌する器官です。ほぼ全身に分布する「エクリン汗腺」と、特定の部位に存在する「アポクリン汗腺」があります。エクリン汗腺は、体温調節という重要なはたらきを担っています。体温が上昇すると全身に発汗が起こります。エクリン汗腺は手のひら、足底、腋窩《えきか》に多く、緊張したり（情緒性発汗）、辛いものを食べたりしたとき（味覚性発汗）などにも発汗します。「汗をかいたな」と感じなくても1日約1ℓ、真夏やスポーツ時などでは1日3ℓもの発汗があります。一方、アポクリン汗腺から出る汗は、精神的な緊張や不安などがあるときに分泌されます。

エクリン汗は、大部分が水分です。その水分と微量に含まれている天然保湿因子により皮膚表面は適度な湿り気を保っています。アポクリン汗は、たんぱくや脂質を多く含みます。基本的には、汗は無色透明で無臭ですが、皮膚常在菌によって成分が分解されると、臭いが発生します。

汗腺の分布図

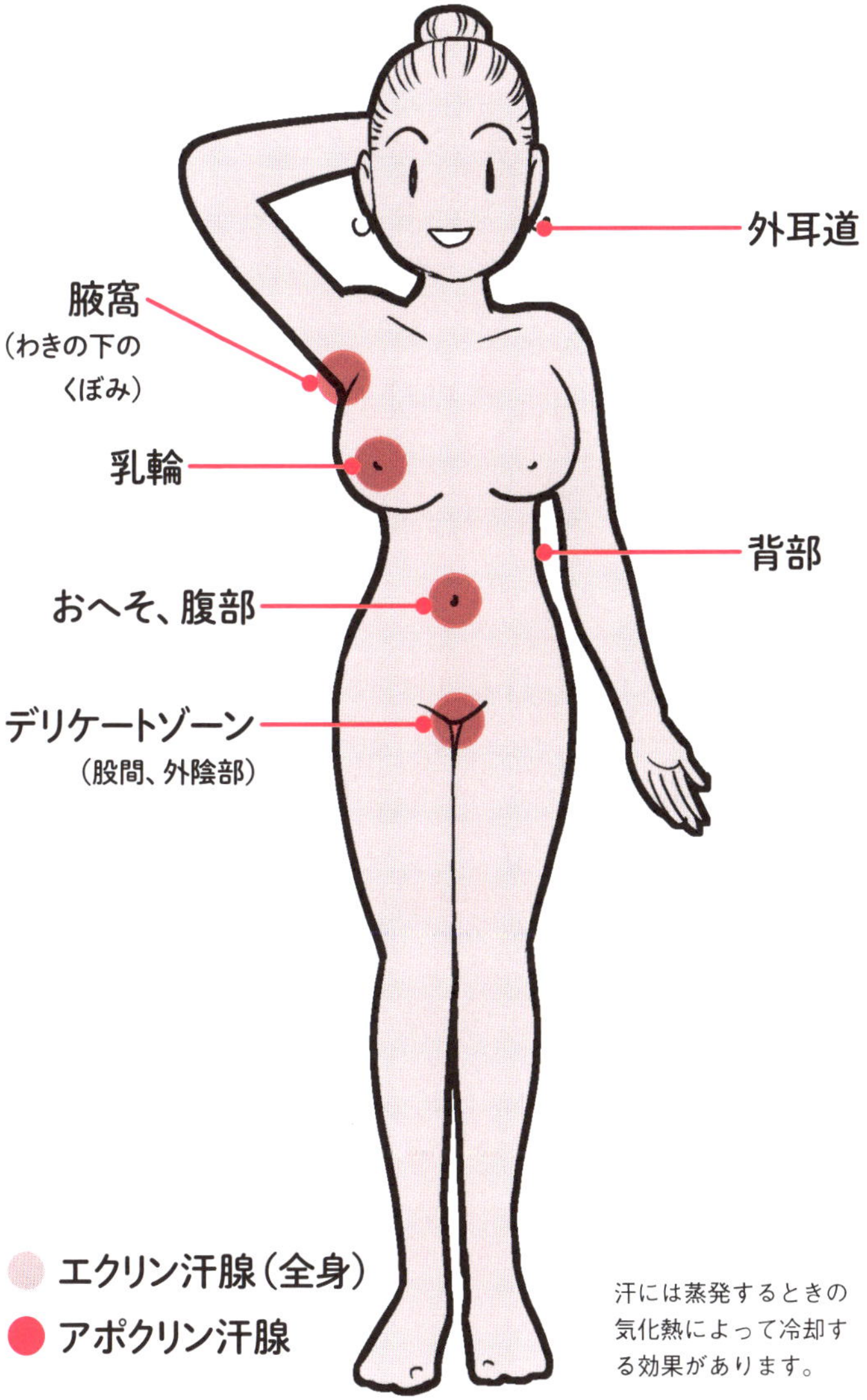

汗には蒸発するときの気化熱によって冷却する効果があります。

爪は指先を保護し、歩行や細かい作業を可能にする

爪は、表皮の角質が板状になったもので、指先の背側《はいそく》のみにあります。手と足のそれぞれの指先を保護する役割を果たしています。骨のない指先の先端部分は、すべて爪が支えています。手に爪があることで、小さな物もうまくつかめる、細かい作業ができるのです。足の爪は、指先での動きが少ない代わりに、体重のバランスを保ったり、歩いたりするときに、爪先に力を入れるという重要なはたらきをしています。

爪は表皮から分化したもので、硬いケラチンでできた3層構造をしています。爪は爪の根元にある爪母でつくられます。健康な人では、1日に約0・1㎜ずつ伸び、爪全体が生まれ変わるのに半年ほどかかります。

爪も全身の皮膚同様、外部からの刺激や栄養状態、内臓疾患などの影響を受けると変化します。そのため爪の状態をみることは、体調不良や病気などを知る、ひとつのバロメーターになります。

爪の構造

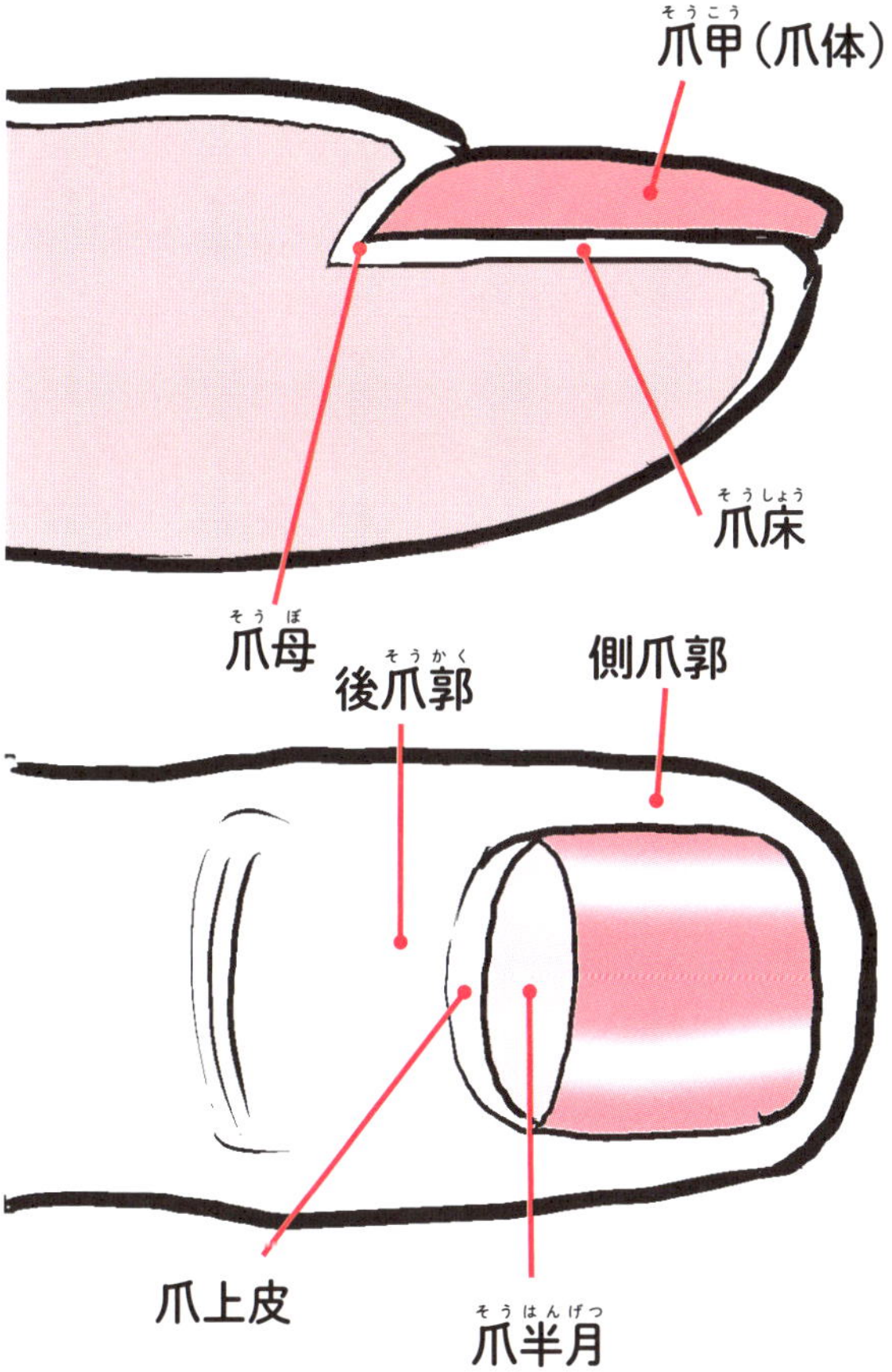

皮膚は見えない情報を受け取る高感度なセンサー⁉

皮膚は、外部から異物や刺激を認知する手段としての動物的感覚とともに、触覚、痛覚、温覚、冷覚、圧覚、かゆみという、見えない情報を受け取る感覚器官でもあります。各情報に対して皮膚には受容器（左図）があり、高感度なセンサーとしてはたらいています。

また、私たちは皮膚をふれ合わせることによって、コミュニケーションを図ろうとします。赤ちゃんの場合は、お母さんの愛情を感じ取るために用いるのが皮膚なのです。十分な愛情は言葉や表情に加えて皮膚感覚から伝わり、それが赤ちゃんにとって心地よい刺激となって、脳を効率的に成長させることができるのです。人と人とのスキンシップは、人間関係をより親密にするうえで、大切な行動といえます。

五感のうち、視覚、聴覚、味覚、嗅覚は、目、耳、舌、鼻という特定の感覚器によって情報が集められるのに対して、触覚だけは皮膚全体が感覚器となります。このことから、皮膚は「体表を覆う脳」といわれるほどです。

顔面や手のひら、足底には、神経末端が多く分布していて敏感です。また、乾燥肌やよくかいている部位では、自由神経終末が角質層直下まで伸びていて、刺激を感じやすくなっていることが知られています。

皮膚感覚を受け取る「受容器」

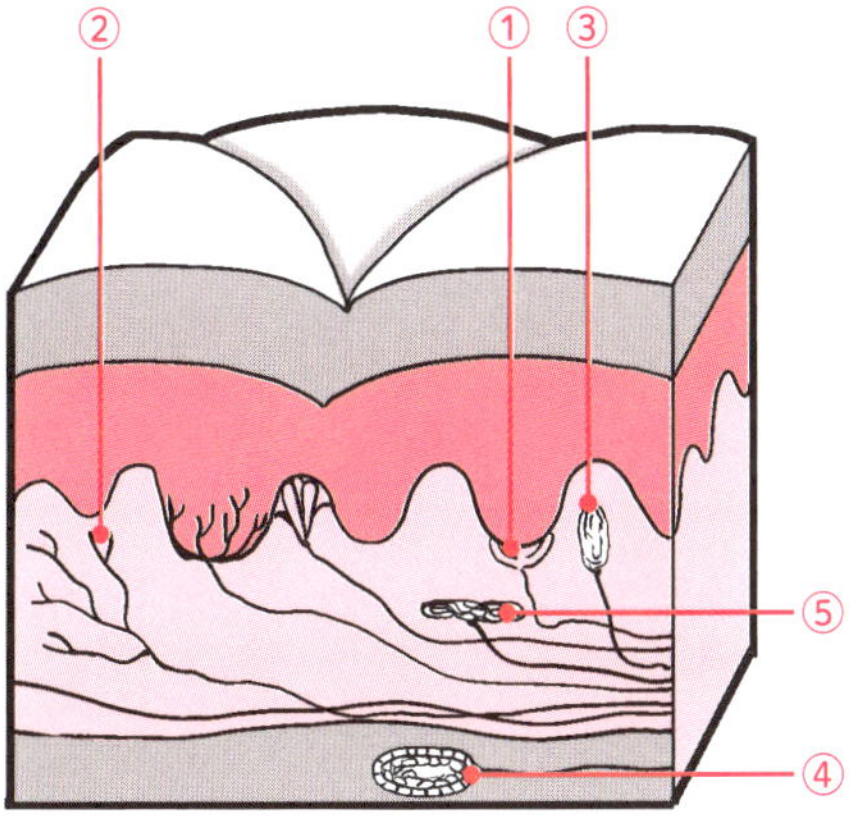

① メルケル細胞

表皮基底層にある感覚細胞。
指、口腔粘膜、毛根部に多い。

② 自由神経終末

触覚、温覚、痛覚、痒覚を感じる。
真皮上層から表皮内にも伸びている。

③ マイスネル小体

触覚を感じる。
手掌、足底、口唇、外陰部などにある。

④ ファーター・パチニ小体

深部の圧覚や振動を感知する。
手掌、足底、外陰部、真皮深層、皮下組織にある。

⑤ ルフィニ小体

皮膚の引っぱりによる緊張を感知する。
手指や足底の皮下、関節の周囲にある。

新陳代謝「ターンオーバー」皮膚は約28日周期で生まれ変わる!?

皮膚のいちばん外側にある「表皮《ひょうひ》」は、絶えず新しい細胞がつくり出され、一定のサイクルで生まれかわっています。表皮は、外側から「角質層」「顆粒《かりゅう》層」「有棘《ゆうきょく》層」「基底《きてい》層」の4つの層に分かれています。

基底層では、毎日、ケラチノサイトという角化細胞が増殖（細胞分裂）し、**基底層→有棘層→顆粒層→角質層**の順で、皮膚の表面に押しあげられていきます。角質層では核のない角質細胞となって、バリア機能の役目を果たし、その役目を終えると角片としてはがれ落ちていきます。この角片が、体の「垢《あか》」や頭の「フケ」になります。

この皮膚の新陳代謝を「ターンオーバー」と呼びます。すり傷などの傷痕、日焼けした皮膚、かゆくてかきこわした皮膚が、時間が経てば、きれいな皮膚へと回復するのは、ターンオーバーによるものです。その周期は、年齢や体の部位、皮膚の状態などで異なりますが、約28日といわれています。

表皮のターンオーバー

角質層の厚さは皮膚の部位によって違います。角質層のターンオーバーは体幹や四肢で約２週間、顔面の角質層は薄く約１週間ほどでかわります。

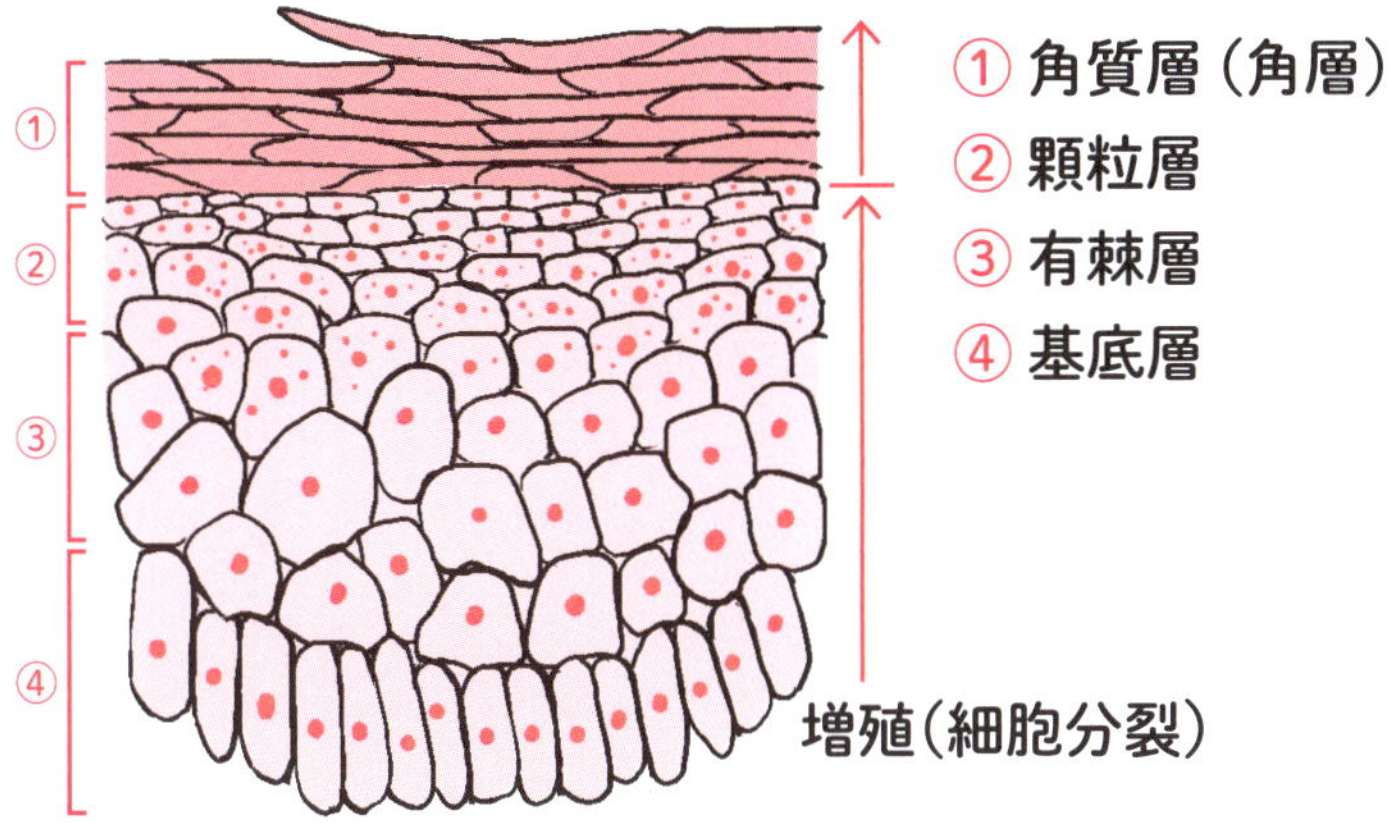

ターンオーバーの周期が乱れることで、皮膚トラブルが起こりやすくなります。周期が遅くなると、古い角質が残って蓄積されてしまい、皮膚のごわつき、くすみ、シミ、シワなどができやすくなります。逆に周期が早くなると、未熟な状態の細胞が、皮膚の表面に出てしまうため、刺激などによるダメージを受けやすくなってしまい、乾燥肌や肌あれなどを起こしやすくなります。

ターンオーバーは、年齢とともに徐々に遅くなっていきます。また、1年の中でも季節により、また女性は更年期になると、ターンオーバーが乱れやすくなります。睡眠不足やかたよった食生活、ストレス、過剰なスキンケアなども乱れる原因となります。

角質層にある「バリア機能」外部から刺激を防ぎ、内部の水分を守る

皮膚は、体と外界との境界にあることから、防御壁（バリア）の役割を果たす「バリア機能」が備わっています。バリア機能には、ふたつの意味があります。ひとつは、細菌やウイルスなどの病原体、紫外線、気温変化、化学物質など、外部からの異物の侵入や刺激を防ぐこと。もうひとつは、体内の水分が失われないように保ち、守ることです。

皮膚の表面は、角質細胞が覆っているため、多少の外傷では皮膚が損傷するようなことはありません。しかし、火傷などで全身の皮膚の約3分の1以上がダメージを受けると、体内水分が失われ、死に至ることもあるほどです。

バリア機能を担っているのが、表皮のいちばん外側にある「角質層」です。ターンオーバー（52ページ）が正常に機能している健康肌では、常に20～30％の水分が保たれています。

このように皮膚には、自ら保湿成分をつくり出し、角質層内に水分を蓄えておく保湿力が備わっています。

皮膚のおもなはたらき

免疫学的なバリア

物理的、化学的なバリア

体温を調節する

皮膚の感覚や知覚をつかさどる

水分の喪失を防ぐ

外形を保持

角質層の厚み

角質層が薄いほど、バリア機能が弱く、刺激を受けやすい。

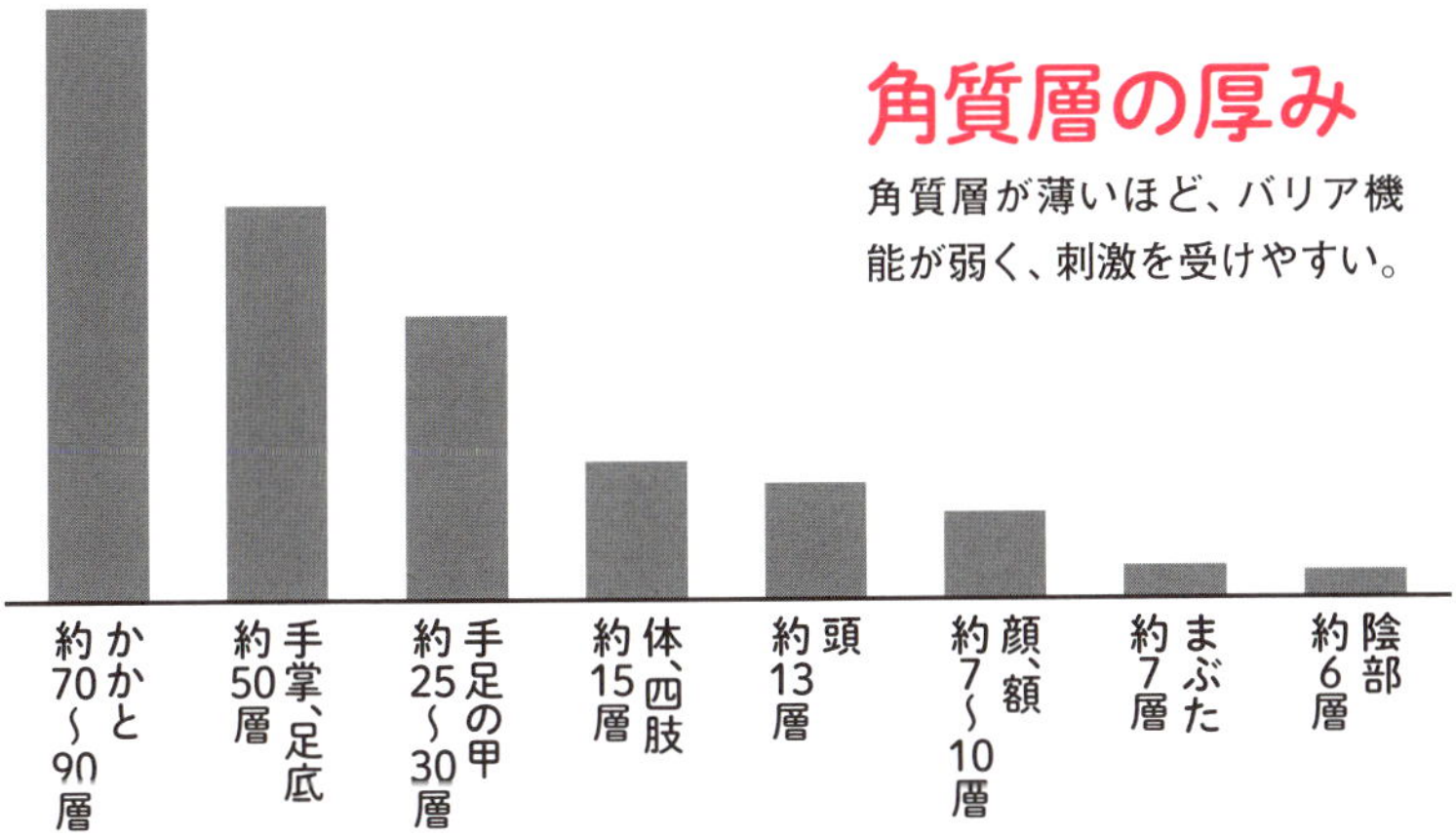

かかと 約70～90層
手掌、足底 約50層
手足の甲 約25～30層
体、四肢 約15層
頭 約13層
顔、額 約7～10層
まぶた 約7層
陰部 約6層

角質層に備わっている3つの保湿要素

皮膚のバリア機能は、次の3つの保湿要素によって成り立っています。

●角質細胞同士をつなぐ「角質細胞間脂質」

主成分のセラミド、コレステロール、遊離脂肪酸などが、水分層と脂質層が交互に重なるラメラ構造をつくって、異物の浸入と水分の蒸散を防いでいます。

●角質細胞内にある「天然保湿因子」

たんぱく質が分解されてできたアミノ酸が主成分です。アミノ酸は、皮膚の潤いの素になる成分で、水分をつかまえて離さないという性質があります。

●角質層表面を覆う、天然クリームの「皮脂膜」

汗と皮脂が混ざり合ってできた皮脂膜は「天然クリーム」ともいわれ、薄いベールを表面に覆って、水分の蒸散を防ぎます。皮脂膜は弱酸性なので、殺菌作用も備わっています。皮脂が少なすぎると乾燥肌になり、多すぎるとニキビや吹き出物の原因になります。

バリア機能が正常にはたらいているとき

乾燥、汗、紫外線、摩擦など外部刺激をブロックする健康な皮膚

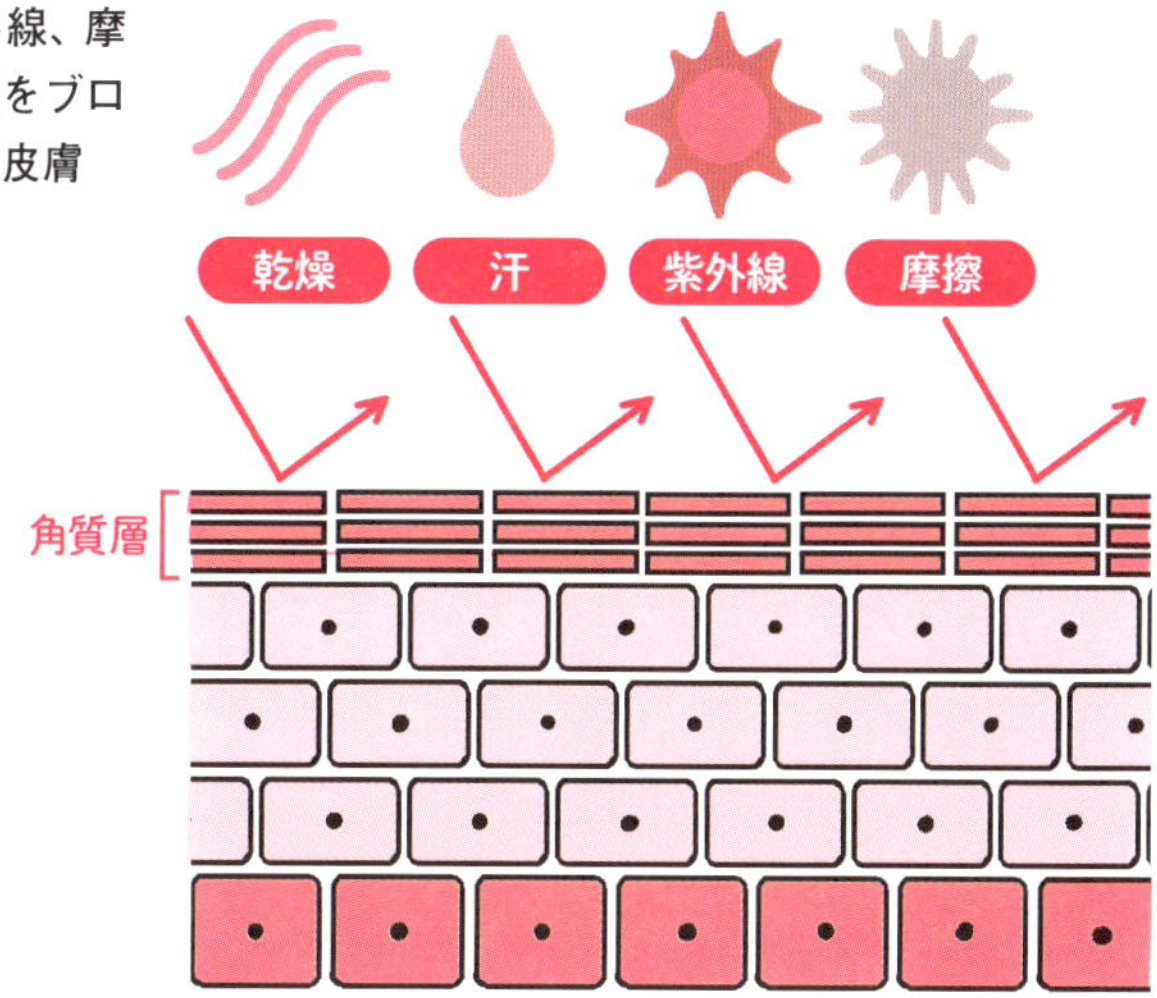

バリア機能が低下しているとき

外部刺激の影響を受けやすく、皮膚トラブルを起こしやすい皮膚

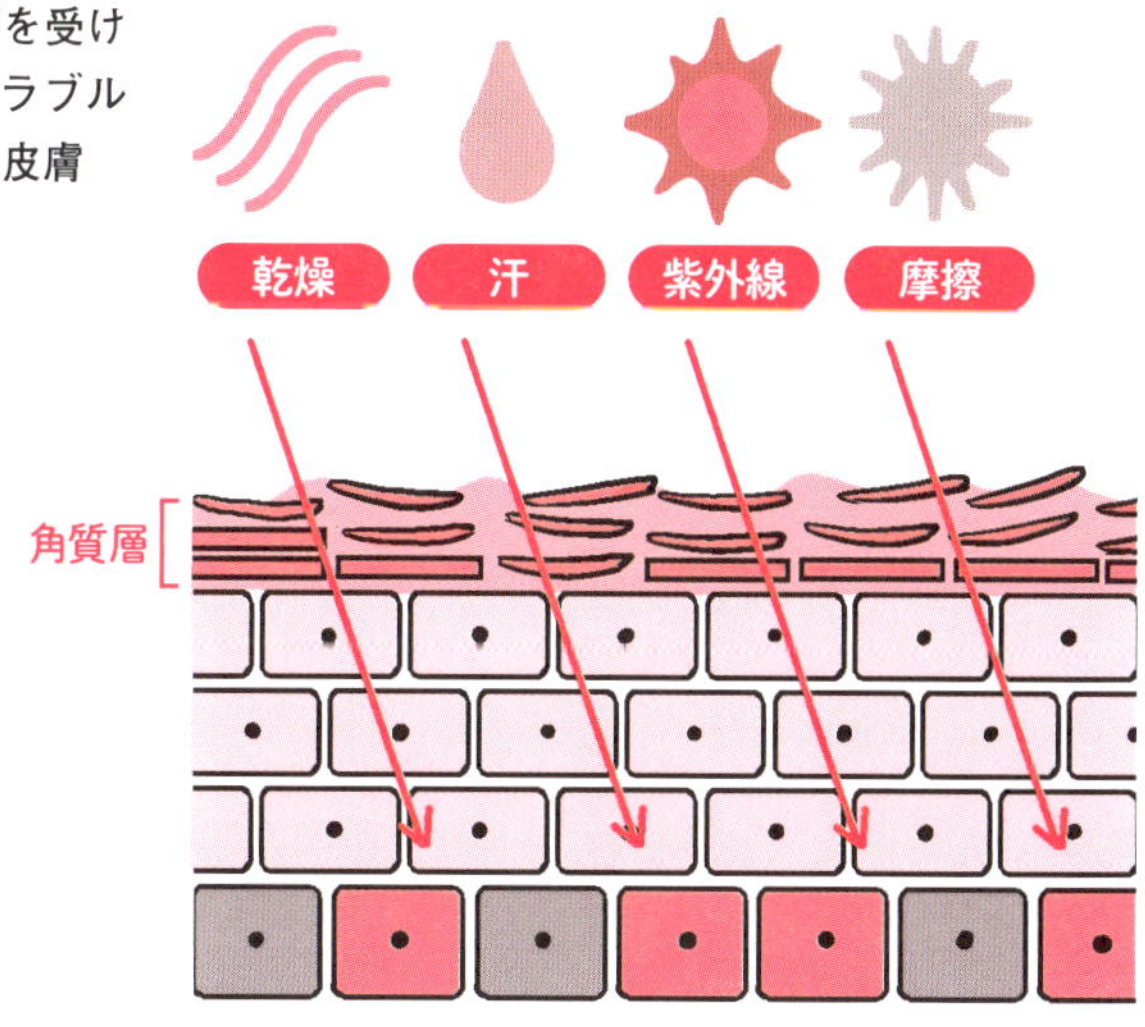

免疫システムによって、細菌やウイルス、がん細胞を攻撃する

なんらかの原因でバリア機能が低下しても、皮膚には「免疫システム」が備わっています。免疫とは、体内に浸入した異物を「非自己」と認識して、体から排除する生体防御反応です。外部から侵入した細菌やウイルス、あるいは体内で発生したがん細胞、移植された臓器や組織などを常に監視し、「敵」として撃退する免疫システムは、実に精巧です。その役割の中心となってはたらいているのが、血液中の白血球群です

免疫には、「自然免疫」と「獲得免疫」という2種類があります。自然免疫は、敵を無差別に攻撃する、生まれながらに持っている抵抗力といえます。獲得免疫は、敵を特定し、その敵に合った武器（抗体）をつくって攻撃する後天的な免疫です。これを活用したものが予防接種です。自然免疫ではカバーできないときに、高度な獲得免疫で集中攻撃します。

免疫システムは、常に私たちが風邪をひかないように細菌を退治したり、がん細胞を死滅させたりしながら守ってくれる、いわば「ボディーガード」なのです。

免疫のしくみ

表皮にあるランゲルハンス細胞が侵入した異物を認識すると、細胞障害性T細胞に免疫反応を起こすようにはたらきます。また、表皮のケラチノサイトが破壊されると、サイトカインが放出され、リンパ球やマクロファージが活性化されます。

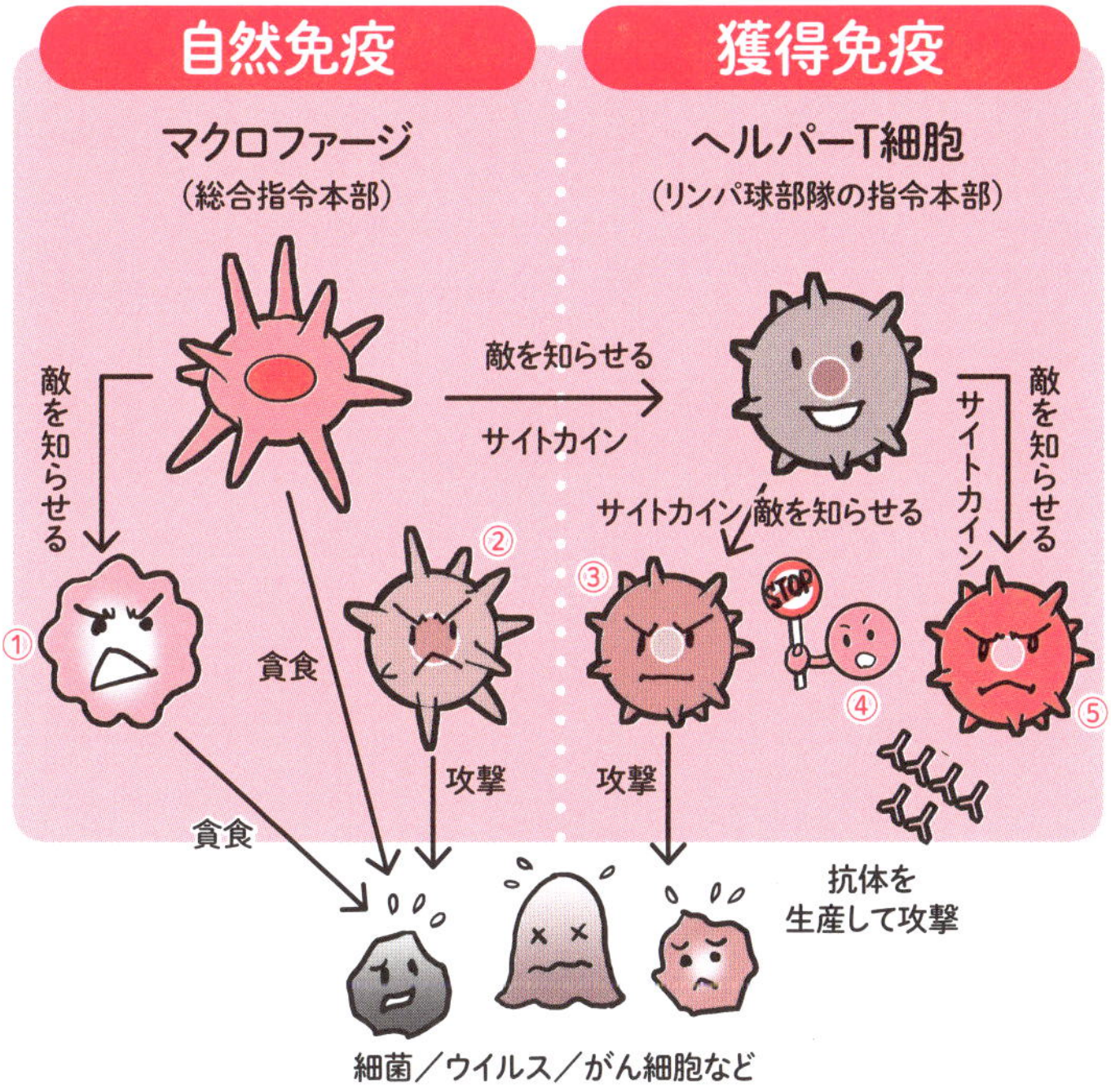

① **顆《か》粒《りゅう》球**（とくに好中球）
敵を活性酵素で攻撃し、丸のみして自爆する

② **ナチュラルキラー細胞**（NK細胞）
がん細胞やウイルスに感染した細胞を攻撃する

③ **細胞障害性T細胞（CTL）**
細胞障害物質を放出して異物細胞を破壊する

④ **サプレッサーT細胞**
闘いの終了を合図し、細胞障害性T細胞の攻撃をやめさせる

⑤ **B細胞**
抗体を生産して攻撃する

バリア機能の損傷によって、カサつき、つっぱりのある乾燥肌に

健康な皮膚では、皮脂膜、角質層の天然保湿因子（NMF）、角質細胞間脂質の保湿要素が、常に水分を保持し、バリア機能を保っています。また、角質層は常に表皮細胞層から水分の供給を受けており、十分な水分が保たれているうちは、みずみずしい健康な皮膚でいられるのです。ところが、なんらかの原因で角質層の水分保持機能が損なわれると、乾燥肌（ドライスキン）になってしまいます。

乾燥肌になるおもな原因として、次の5つが考えられます。

- 間違ったスキンケアによるバリア機能の損傷。
- 加齢や生活習慣によるターンオーバーの低下。
- 空気の乾燥（湿度50％を切ると水分蒸発が促進される）。
- 加齢による天然保湿因子の減少や細胞間脂質の減少。
- 汗や皮脂の分泌低下。

あなたの乾燥肌をチェックしよう

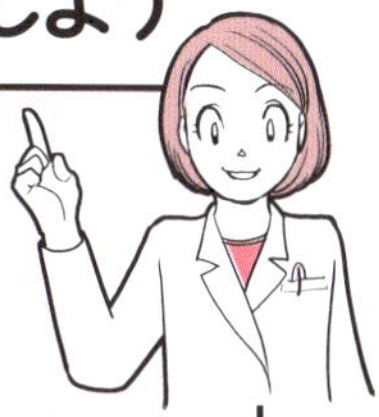

□ 洗顔後、すぐに顔がつっぱる感じがする。
□ 皮膚をさわると、カサカサ、ゴワゴワしている。
□ かゆみやピリピリした痛みがある。
□ 皮膚が白い粉を吹いたようになる。
□ 唇が乾燥することがよくある。
□ 最近、化粧のりが悪くなった。
□ 小ジワやくすみができやすくなり、年齢よりも老けてみえる。
□ ちょっとした刺激にかぶれやすくなった。
□ 1日中、エアコンの効いた部屋にいる。
□ 熱い湯（41℃以上）のお風呂に、長時間入っているのが好きだ。
□ 不規則な生活、睡眠不足になることが多い。
□ 冷え性である。
□ 便秘ぎみである。
□ ストレスを感じることが多い。

※あてはまる項目が多いほど、乾燥度が高いといえます。

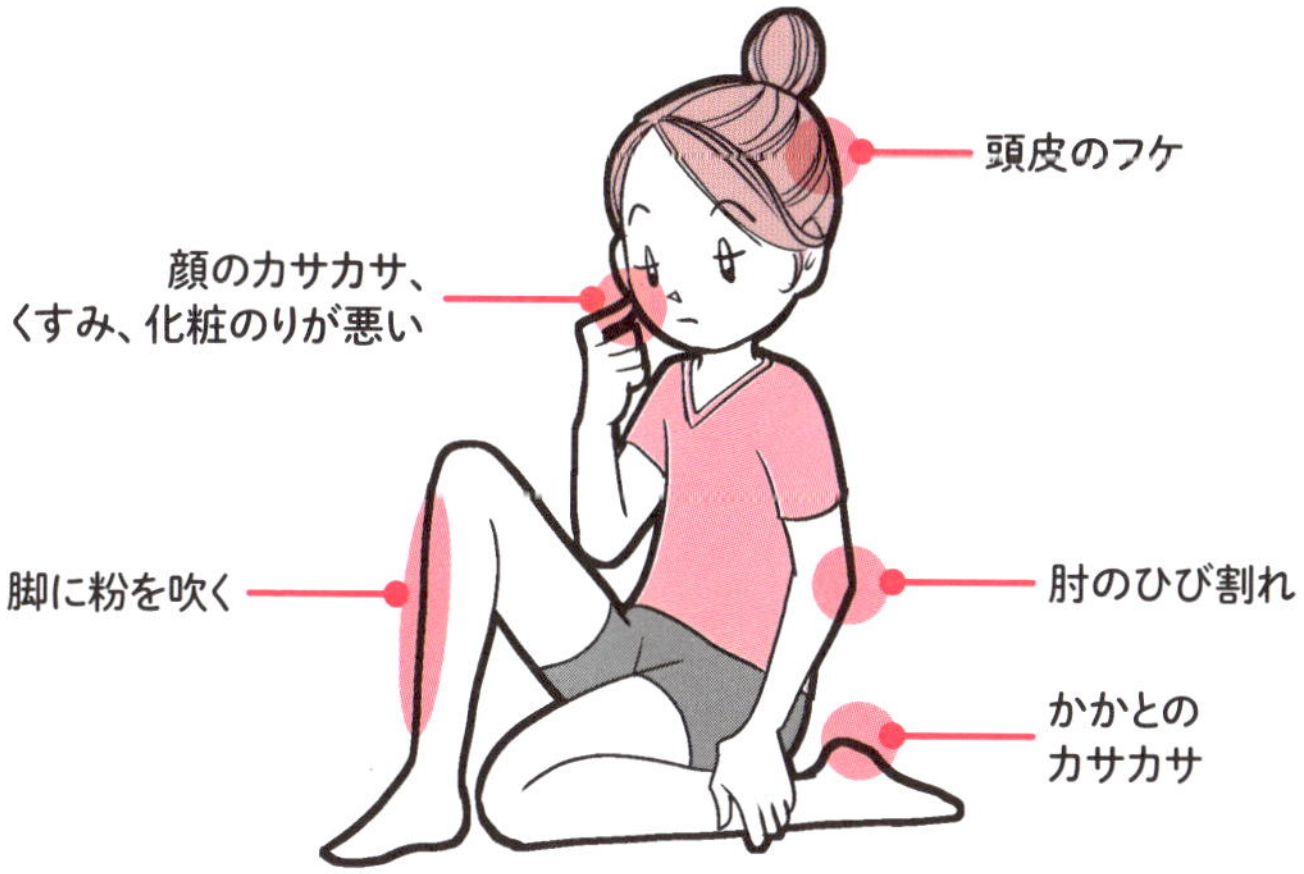
頭皮のフケ
顔のカサカサ、
くすみ、化粧のりが悪い
脚に粉を吹く
肘のひび割れ
かかとの
カサカサ

バリア機能の損傷が著しいと、あらゆる刺激に感じやすい敏感肌に

皮膚のバリア機能の損傷が著しい場合、皮膚が知覚過敏になる「敏感肌」になることがあります。ちょっとした刺激でも過敏に反応して、かゆみを感じやすくなります。本来、侵入しないような物質が透過して皮膚に炎症を起こすのです。

敏感肌の症状として、ムズムズするようなかゆみ、ヒリヒリした痛みなどがあります。また、肌あれ、ニキビ、吹き出物、かぶれなどが悪化し、皮膚が炎症を起こすことで、顔の皮膚が赤くみえる「赤ら顔」になることがあります。赤ら顔は、過敏症やアトピー性皮膚炎などで起こしやすい症状のひとつです。

敏感肌になるおもな原因として、次のようなことが考えられます。

- 間違ったスキンケアでバリア機能が損傷している。
- アレルギー体質やアトピー性皮膚炎など、免疫システムの過剰反応によるもの。
- 顔をさわる、頬杖をつく、鼻をこする、目のまわりをかくなどの癖がある。

あなたの敏感肌をチェックしよう

- □ 洗顔後、顔がつっぱる感じがする。
- □ いつも使っている化粧品がしみる、ヒリヒリして痛い。
- □ 季節の変り目に、肌あれしやすい。
- □ 季節を問わず、いつも乾燥肌である。
- □ 皮膚が白い粉を吹いたようになる。
- □ 汗をかくと、ヒリヒリして痛みを感じることがある。
- □ 紫外線にあたると、赤み、発疹《ほっしん》、かゆみが起きる。
- □ ニキビと同時に部分的な乾燥が気になる。
- □ ストレスを感じると、皮膚の調子が悪くなる。
- □ 旅行などで環境が変わると、肌あれしやすい。
- □ 生理前後に、肌あれしやすい。
- □ アトピー性皮膚炎と診断された

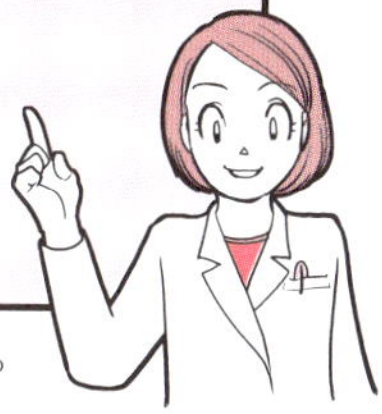

※あてはまる項目が多いほど、敏感度が高いといえます。

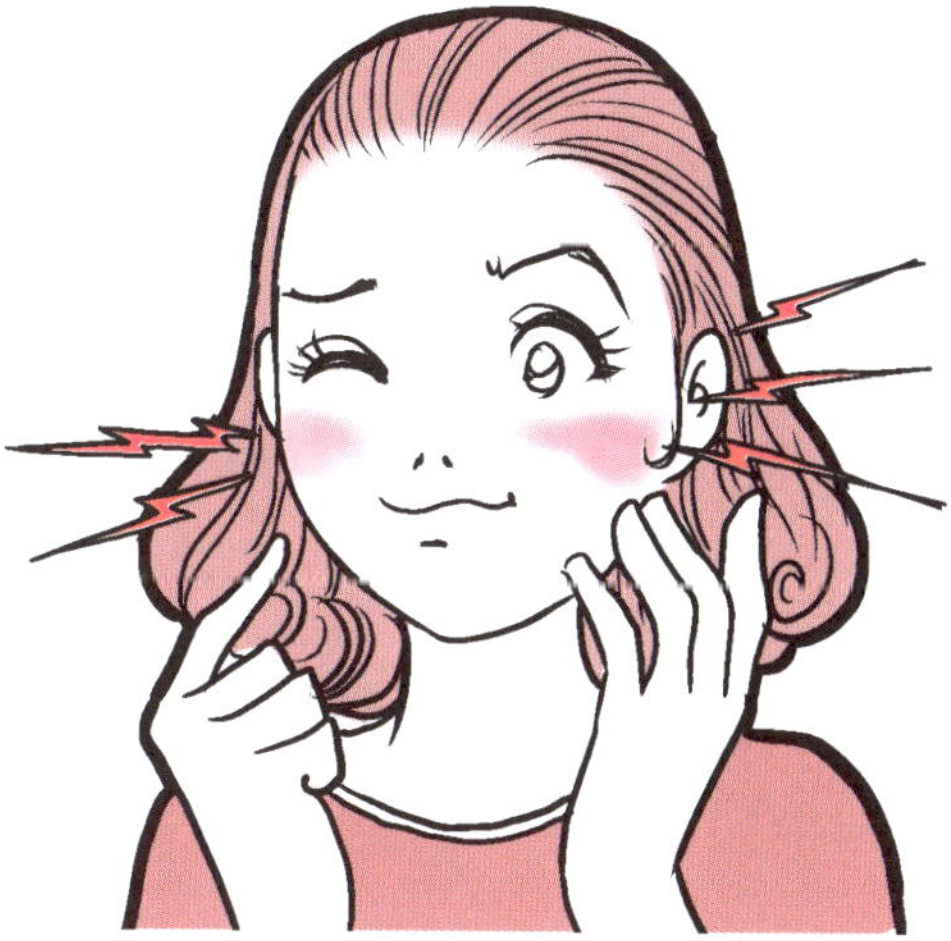

乾燥肌や敏感肌になると、皮膚のくすみ、目の下のクマ、毛穴の開き、ほうれい線なども生じやすく、実際の年齢よりも老けてみえてしまうことがある。

免疫システムの過剰反応や誤認識が、アレルギーを引き起こしている

免疫システムは、体を守るための生体防御反応として、大切な機能なのですが、通常は無害な異物に対しても「これは有害な物質だ！」と異常な反応をして攻撃してしまうことがあります。それが、アレルギー反応（過敏性反応）です。

よくみられるアレルギー反応には、アレルギーの原因物質（アレルゲン）にすぐに反応する即時型アレルギー反応と、発現に1〜2日かかる遅延型アレルギー反応があります。即時型アレルギー反応では、免疫システムが最初にアレルゲンに接したときに、「特異的免疫グロブリンE（IgE《アイジーイー》）」と呼ばれる抗体※がつくり出されます。このIgEは、皮膚や粘膜のマスト細胞の表面のFcレセプターに結合してアンテナのようにアレルゲンと反応すると、ヒスタミンなどの化学物質を放出します。そのために、かゆみや炎症を引き起こします。IgEは、もともと寄生虫などのあきらかな敵に対して免疫反応を起こすのですが、身近にあるダニや花粉、化学物質などを「敵」と勘違いして、異常なアレルギー反応を起こすことがあります。重症例ではショッ

※抗体：アレルゲン（抗原）が体内で悪さをする前に攻撃する免疫。「IgG」「IgA」「IgM」「IgD」「IgE」の５種類がある。

ク状態（アナフィラキシーショック）になり、致命的なこともあります。

即時型アレルギーにより発症する疾患としては、皮膚では蕁《じん》麻《ま》疹《しん》、その他アレルギー性鼻炎やアレルギー性気管支喘息があります。

アレルギー反応を起こしている皮膚

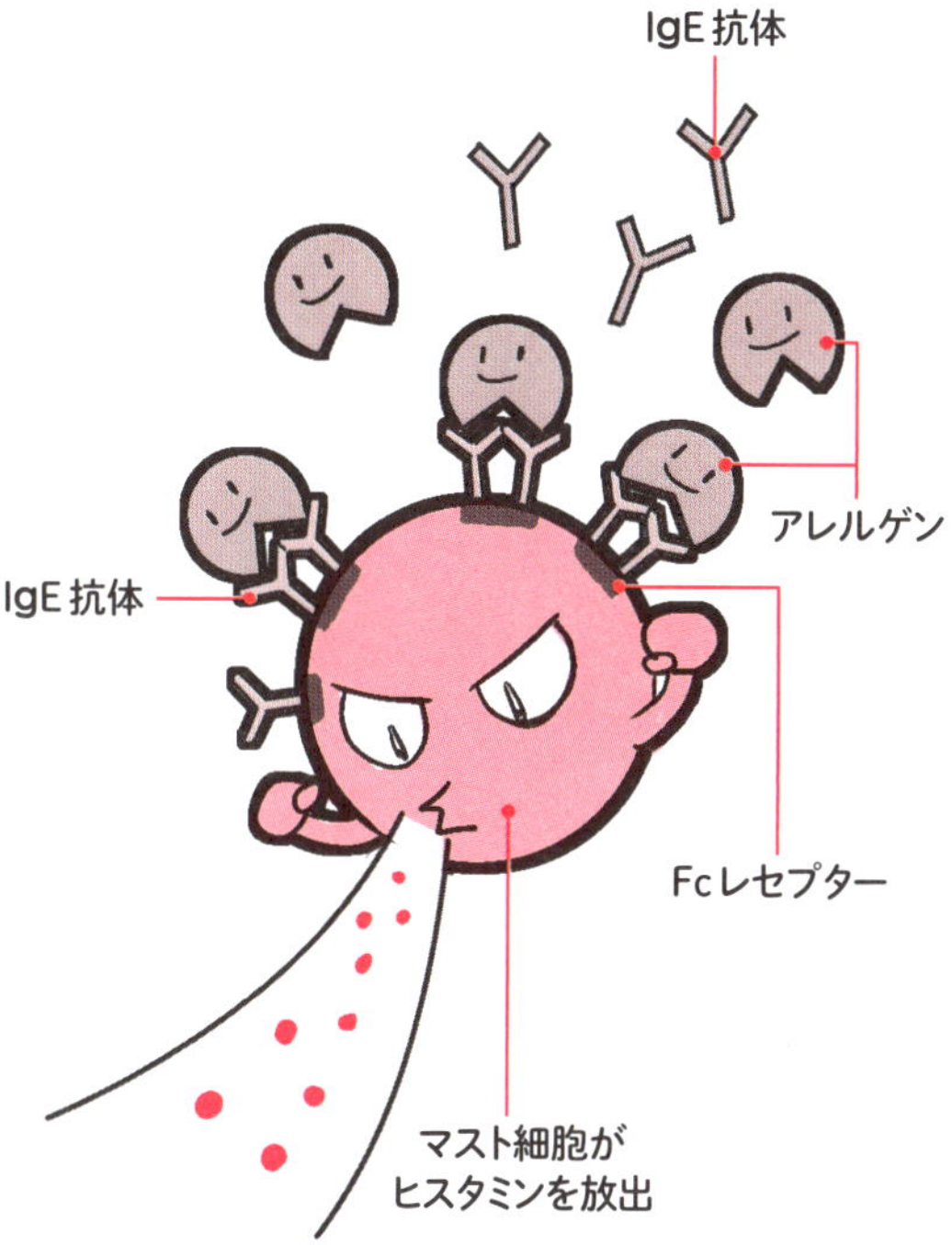

皮膚や粘膜からアレルゲンが入ってくると

蕁麻疹、アレルギー性鼻炎、喘息などの病因になります。5～15分で反応が起こるものを即時型アレルギー反応と呼びます。

免疫トラブルは、特定の物質にアレルギーを持つ人に起こる

原因はよくわからないけど、いつの間にか「かゆくなる」「発疹《ほっしん》ができる」というときには、遅延型アレルギー反応（細胞性免疫反応）が疑われます。

皮膚トラブルの場合には、アレルギー性接触皮膚炎がよく知られています。これは、特定の物質をT細胞が抗原と認識（感作）すると、再度その物質が体内に侵入（チャレンジ）したときに、それに対してT細胞が活性化して炎症が起きる反応です。原因となる物質にふれてから1〜2日後に発赤や発疹、腫れといった症状のピークがあらわれるほか、かゆみが強く、接触した部位のまわりに炎症が広がるのが特徴です。症状が軽い場合は、それ以上原因物質とふれないようにすれば、1週間程度で治まっていきます。しかし、かくことによって症状が広がるほか、発熱したり、全身がだるくなったりするなどの症状があらわれることもあります。

白髪染めのかぶれ、ピアスによる金属アレルギーなどがあり、原因の特定にはパッチテストが行われます。

免疫システムの3つのトラブル

免疫機能の亢進(アレルギー)

食品、植物、化粧品、装身具、薬などに過剰に反応します。まれにアナフィラキシーショックなどが起こります。

おもな病気 蕁麻疹《じんましん》、薬疹、アレルギー性接触皮膚炎など。

免疫機能の低下

加齢やかたよった食事、冷え、ストレスなどが原因で体の抵抗力がさがってしまうと、肌あれ、口内炎、疲れが抜けないなどの症状が起こります。

おもな病気 細菌や真菌などの感染症、帯状疱疹《ほうしん》など。

免疫機能の異常

自分の体の一部を異物とみなして攻撃してしまいます。自己免疫疾患といいます。

おもな病気 全身性エリテマトーデスなどの膠原《こうげん》病。円形脱毛症、尋常性白斑《はくはん》なども、免疫が原因でなることがあります。

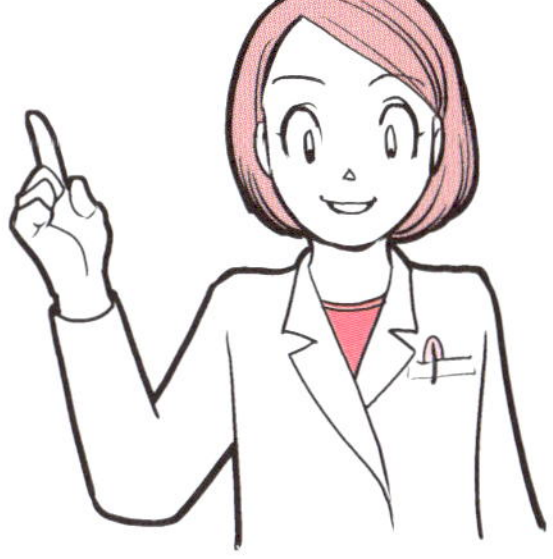

常在菌のはたらきによって、弱酸性の健康な皮膚を保つ

健康な皮膚の見分け方として、皮膚表面の「pH値《ペーハー》」を測ることがあります。

健康な角質層組織の表面はpH４・５～６・０の弱酸性です。弱酸性の皮膚表面では表皮ブドウ球菌などの皮膚常在菌が安定して生息し、病原菌の繁殖を防ぎ、外部の刺激から皮膚を保護しています。常在菌は皮脂をグリセリンと脂肪酸に分解し、保湿を高め、皮膚表面を弱酸性に保っています。「菌」というと、「悪いもの」「汚いもの」というイメージを受けてしまいますが、体によい作用をもたらす菌もたくさん存在しています。

常在菌とは、私たちの体内に存在している細菌（微生物）のことです。その数は膨大で、腸内には１００兆個、皮膚には１兆個以上が棲息するといわれています。それぞれの場所に適した種類の常在菌が、私たちの体によい作用をもたらしています。

しかし、皮膚の「汚れっぱなし」「濡れっぱなし」「こすれっぱなし」という「３つのぱなし」（１３６ページ）があると、皮膚の常在菌が異常増殖をして皮膚トラブルをまねきます。

皮膚を弱酸性に保つ善玉常在菌のはたらき

表皮ブドウ球菌やアクネ菌などの善玉菌が、汗や皮脂成分を餌にして代謝することで自然に弱酸性に保って抵抗力をつけています。

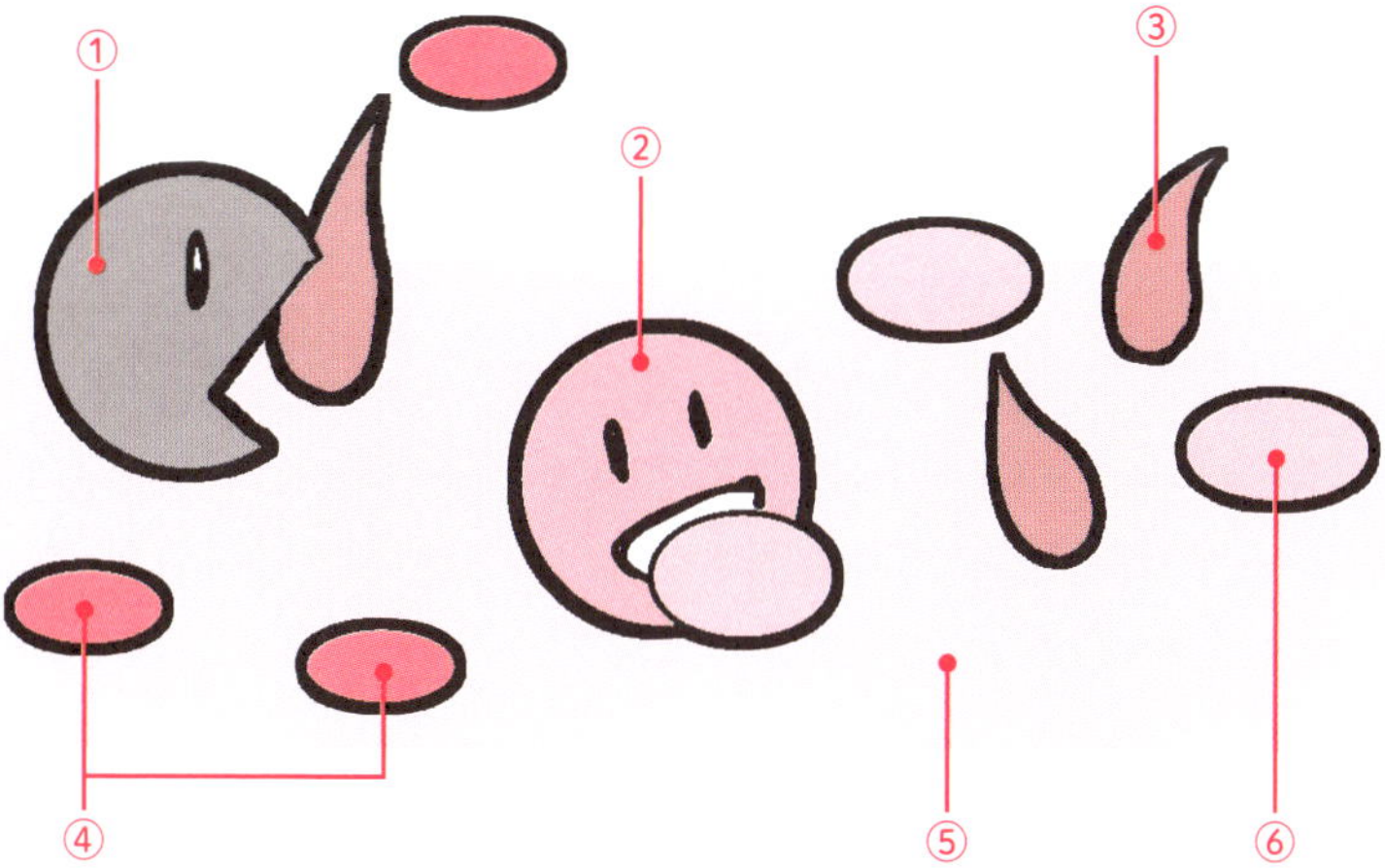

① 表皮ブドウ球菌
② アクネ菌
③ 汗
④ 脂肪酸（弱酸性に保つ）
⑤ グリセリン（水分保持）
⑥ 皮脂

常在菌のバランス異常によって、皮膚トラブルが起こる

皮膚の常在菌は、バリア機能が損傷したとき、皮膚がアルカリ性に傾いたとき、ストレスなどで抵抗力が弱まったときに、善玉菌、悪玉菌、日和菌のバランス異常が起こり、感染源となって体に悪影響を及ぼします。感染源となるのは、悪玉菌に限らず善玉菌もなることがあります。

代表的なものは、表皮ブドウ球菌やアクネ菌、黄色ブドウ球菌などです。

表皮ブドウ球菌やアクネ菌は、汗や皮脂を餌にしながら雑菌を排除している善玉菌です。アクネ菌は「ニキビ菌」として知られていますが、普段は皮膚を守っています。

一方、皮膚に悪影響を与える悪玉菌が、黄色ブドウ球菌です。皮膚が弱酸性に保たれているときは静かにしていますが、アルカリ性に傾くと活発になって増殖します。引っかく、洗いすぎるなど、皮膚を頻繁に傷つけることでアルカリ性に傾き、かゆみや炎症、痛みなどを起こします。難治性のアトピー性皮膚炎の場合、バリア機能が損傷しているために細菌に感染しやすく、黄色ブドウ球菌が増殖していることが明らかになっています。

善玉常在菌のはたらき

皮膚の炎症を防ぐ

善玉菌によって皮膚を弱酸性に保つことは、アルカリ性を好む悪玉菌（黄色ブドウ球菌など）の繁殖を抑制し、かゆみや炎症を防きます。

天然保湿クリームをつくって潤いを保つ

皮膚が分泌する汗と皮脂が混じり合い、善玉菌が皮脂をグリセリンと脂肪酸に分解して弱酸性の天然保湿クリームである皮脂膜が形成されます。

ターンオーバーを整え、肌あれを防ぐ

善玉菌を育ててバリア機能を高めることで、ターンオーバー（新陳代謝）のリズムを守り、皮膚を活性化することができます。

活性酵素を抑制し、皮膚の老化防止に役立つ

皮膚の老化を促進する活性酸素は、紫外線によって発生します。善玉菌が紫外線を吸収することで、活性酸素の発生量も抑えられ、老化防止になります。

すべての生命活動を24時間、自律神経がコントロールしている

私たちはストレスを受けると、掻破《そうは》行動が誘発されたり、かゆみを引き起こす物質が放出されたりしますが、体内ではどのような変化が起きているのでしょう。

ストレスにさらされることで、自律神経のうち交感神経が優位にはたらき、血圧があがる、心拍数が増える、冷や汗が流れるなどが起こります。その状態が長く続くと、体の生命活動の恒常性が乱れてしまいます。ストレスが原因で湿疹《しっしん》や皮膚炎が起こっている場合には、かゆみの悪循環を起こすと同時に、心も体も悪循環を起こします。

自律神経とは、自分の意志とは関係なく、すべての生命活動を24時間休むことなく、自動でコントロールしている神経のことです。その活動は、呼吸、心臓の鼓動、血液の循環、胃腸の消化吸収、排便排尿、発汗作用による温度調節など多岐に及びます。私たちが眠っている間も自然に呼吸をしたり、血液が流れたりしているのは、自律神経、特に副交感神経のはたらきによるものです。自律してはたらいてくれるからこそ、バランスが崩れてしまうと厄介なのです。

自律神経のはたらき

緊張時		リラックス時
拡張	気道	収縮
速い	呼吸	穏やか
収縮	血管	拡張
上昇	血圧、血糖	下降
早い	心拍	ゆっくり
緊張	筋肉	弛緩
抑制	消化	促進
乱す	ホルモン分泌	安定
抑制	白血球	活発
促進	発汗	抑制
活発	脳	リラックス

↑ 交感神経　　↑ 副交感神経

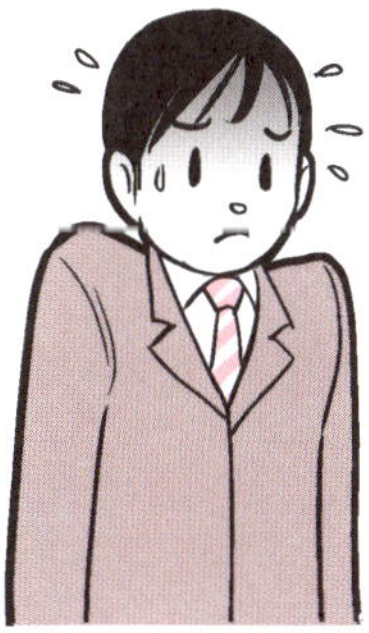

心身を活動に導き、緊張や興奮させる。

心身を、休息、修復、リラックスさせる。

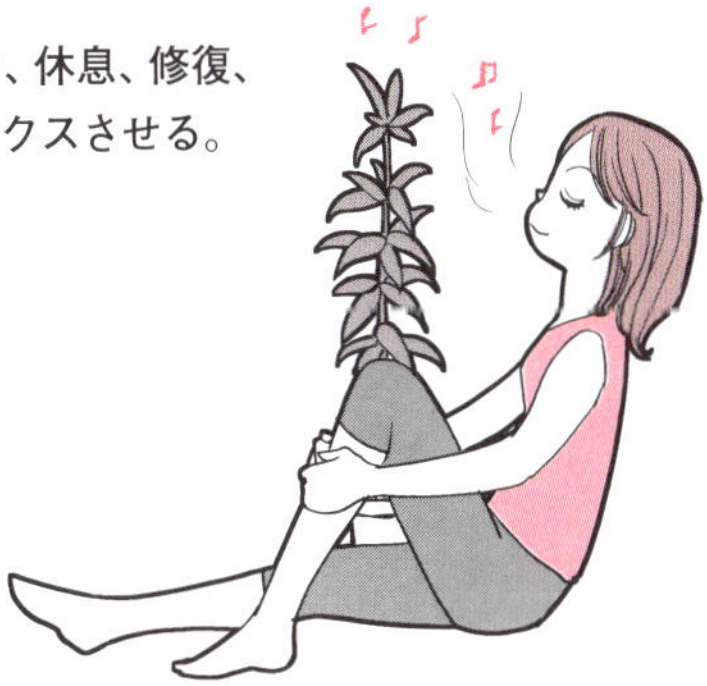

自律神経は情動やストレスの影響を受けやすい

自律神経は、副交感神経と交感神経のふたつの神経から成り立ち、互いに正反対のはたらきをしています。副交感神経は、個々の内臓の機能を促進させるように作用します。一方、交感神経は、内臓機能を抑制して外へのはたらきかけをするために、運動器の機能を向上させる作用を発揮します。おおむね、夜間、休息やリラックスしているときには副交感神経が優位になり、昼間、興奮や緊張しているときは交感神経が活発にはたらきます。

このふたつの神経がバランスを保つことで、私たちは心身ともに健やかでいられます。

しかし、自律神経は、ストレスの影響を受けやすいのが特徴です。夜型の生活習慣や、ストレスに満ちた現代社会では、常に交感神経が優位にはたらいてしまい、だれしも自律神経のバランスを崩しやすい状況にあります。自律神経のバランスが崩れると、慢性的な疲労、めまい、動悸、頭痛、肩こり、腰痛、耳鳴り、口や喉の不快感、イライラ感、不安感、抑うつなどに悩まされます。そして、皮膚症状で最も多いのが、かゆみなのです。

あなたの自律神経のバランスをチェック!

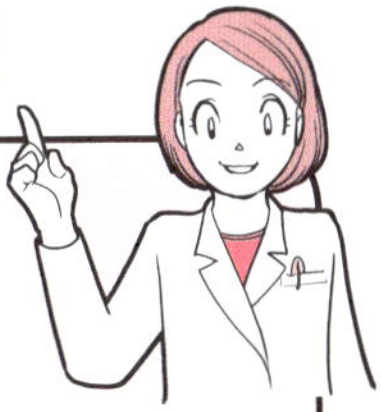

□ めまいや立ちくらみ、耳鳴りがする。
□ 胸が締めつけられる、ザワザワする。
□ 階段をあがると息切れをする。
□ 心臓が早くなったり、脈拍が飛んだりすることがある。
□ 顔だけ汗をかく。または手足だけ汗をかく。
□ 夏でも手足か冷える。
□ 手足がだるいことがある。
□ 喉が詰まった感じや違和感がある。
□ 朝、起きるのがつらく、疲労感がある。
□ 胸やけや膨満感、胃の調子が悪いときが多い。
□ 下痢や便秘をする。または便秘と下痢を繰り返す。
□ 首こりや肩こり、腰痛が治らない。
□ 気候の変化に敏感である。
□ 日光がやけにまぶしく感じるときがある。
□ 床に入っても寝つけない。
□ 怖い夢をよく見る、または金縛りにあう。
□ 風邪でもないのに咳がよく出る。

※あてはまる項目が多いほど、自律神経のバランスが崩れている可能性があります。

⇩

自律神経のバランスの崩れを感じたら要注意!!

掻《そう》破《は》行動を誘発し、皮膚症状を悪化させるストレスの正体

皮膚トラブルの原因となるストレスとは、どのようなものでしょうか。実は、ストレスそのものに気づいていない人が多いのです。

たとえば、仕事やプライベートなどで、なんらかの悩みがあると、イライラしたり怒りっぽくなったり、逆に悲観的な考え方や憂うつな気分になったりします。すると、胃が痛くなる、食欲がなくなる、過食になる、下痢または便秘になる、眠れなくなるなどの症状が起こります。交感神経が優位にはたらいて、内臓に負担がかかっている証です。

また、極度の緊張や強いストレスを受けると、筋肉が緊張し、末梢の血管が収縮して、皮膚の血流が低下します。一時的にストレスを受けるだけならさほど問題はありませんが、日常的に強いストレスが続くと皮膚の機能が低下して、かゆみを引き起こすことがあります。

また、ストレスをまぎらわせるように、無性にかきたくなることがあります。ストレスによるかゆみや掻破行動があることを理解しましょう。

ストレスと掻破行動の関係

ストレス因子　・仕事・受験・人間関係など

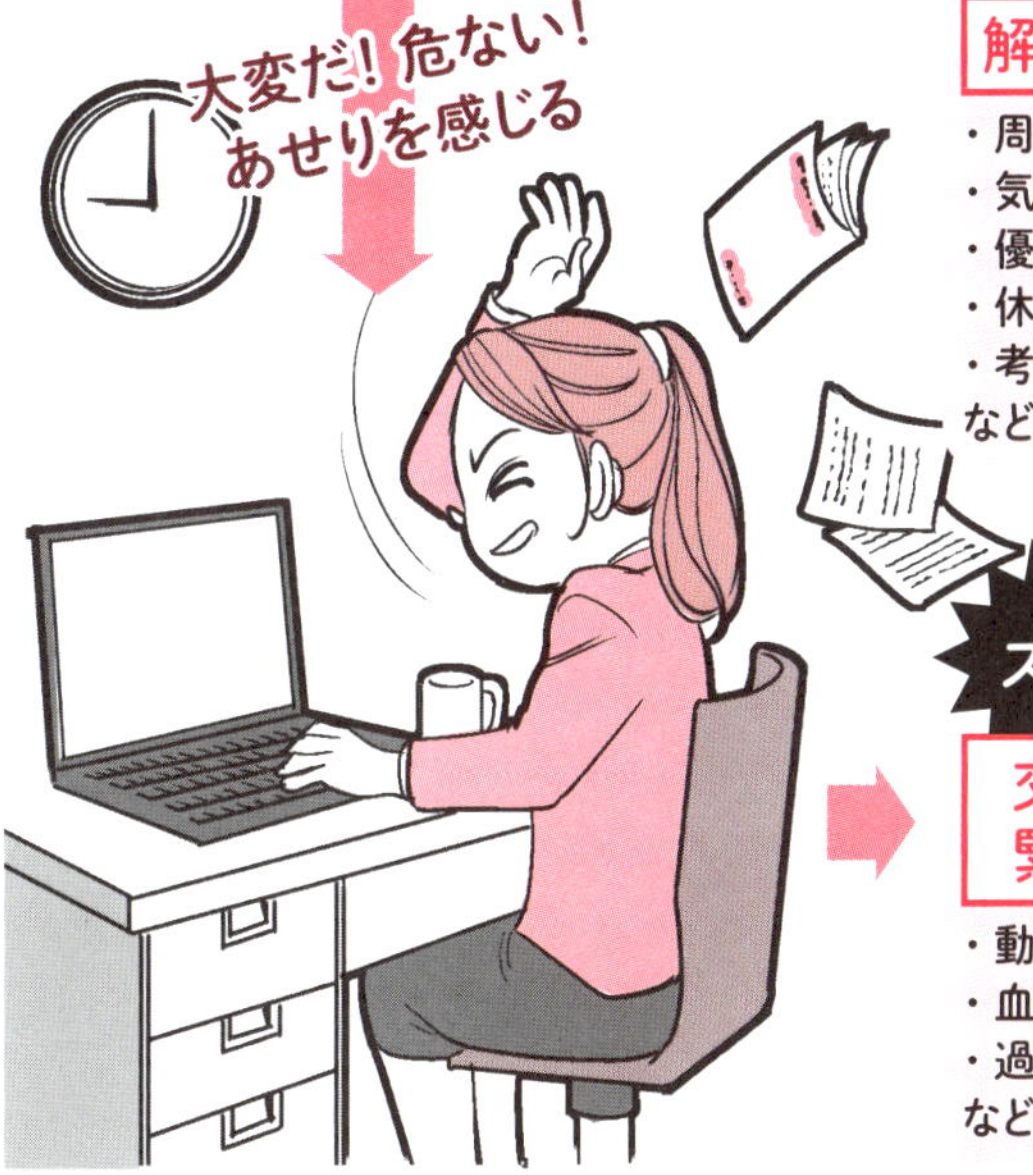

ストレス反応

交感神経緊張状態
・動悸・発汗
・血圧上昇・血糖上昇
・過呼吸・思考停止
など

解決行動
・周囲に相談する
・気分転換
・優先順位をつける
・休息（リラックス）
・考え方を見直す
など

長く続くと…

逃避行動
・掻破行動・飲酒
・過食・買い物
・ギャンブルなど

→ **依存症（嗜癖《しへき》）**

心身症
・不眠・高血圧
・パニック障害
など

気分の落ちこみ

→ **うつ病**

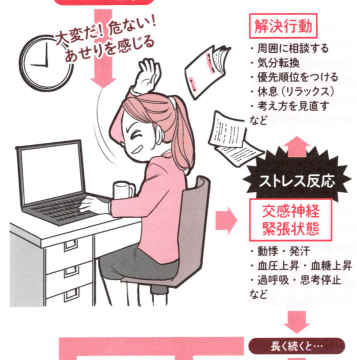

コラム 2

水仕事の多い人を悩ます手あれの正体

手あれは、「手湿疹《てしっしん》」といい、日常的に水仕事の多い人に起こりやすい皮膚炎です。指先のカサつき、かゆみからはじまり、ひび割れ、あかぎれと、徐々に悪化していきます。ひび割れが深く、皮膚の赤い部分（真皮層）が見えたり、炎症や出血が生じたりすると強い痛みが出ます。原因は、長時間の手の濡れっぱなし、さらに洗剤や石けんの界面活性作用（水と油が混じり合うはたらきで、これで汚れを落としやすくする）により、手の角質層があれ、乾燥します。すると、バリア機能が低下して、外部からの刺激に過敏になって手あれを起こします。

基本的な対策は、こまめに手を拭く、ていねいに指を１本ずつ手の甲も忘れずに拭くことと、保湿と手の冷えを避け、かいたりして必要以上の刺激を与えないことです。手が直接洗剤にふれないように、ゴム手袋をはめるのも一案です。しかし、ゴム手袋でむれて、余計に手あれを起こしてしまう人もいます。その場合は、まず薄い木綿の手袋をしてから、ゴム手袋をはめてみましょう。ゴムでかぶれる場合は、ゴム以外の素材の防水性手袋もあります。また、冷たい水洗いや熱湯を避け、33 ～ 35℃程度のぬるま湯にするとよいでしょう。

保湿剤は２種類を併用します。水仕事の間は、水や洗剤を浸透させないコーティング効果がある「保護クリーム」、仕事の時間外は、潤いをもたらす「保湿クリーム」を使いましょう。

手あれが悪化すると、抗炎症作用を持つステロイド外用薬による治療が必要となります。手あれの原因がアレルギー反応である場合もあります。皮膚科を受診して、原因を特定してもらい、適切な治療を受けましょう。

第3章

かゆみを伴う！身近に起こる12の皮膚疾患

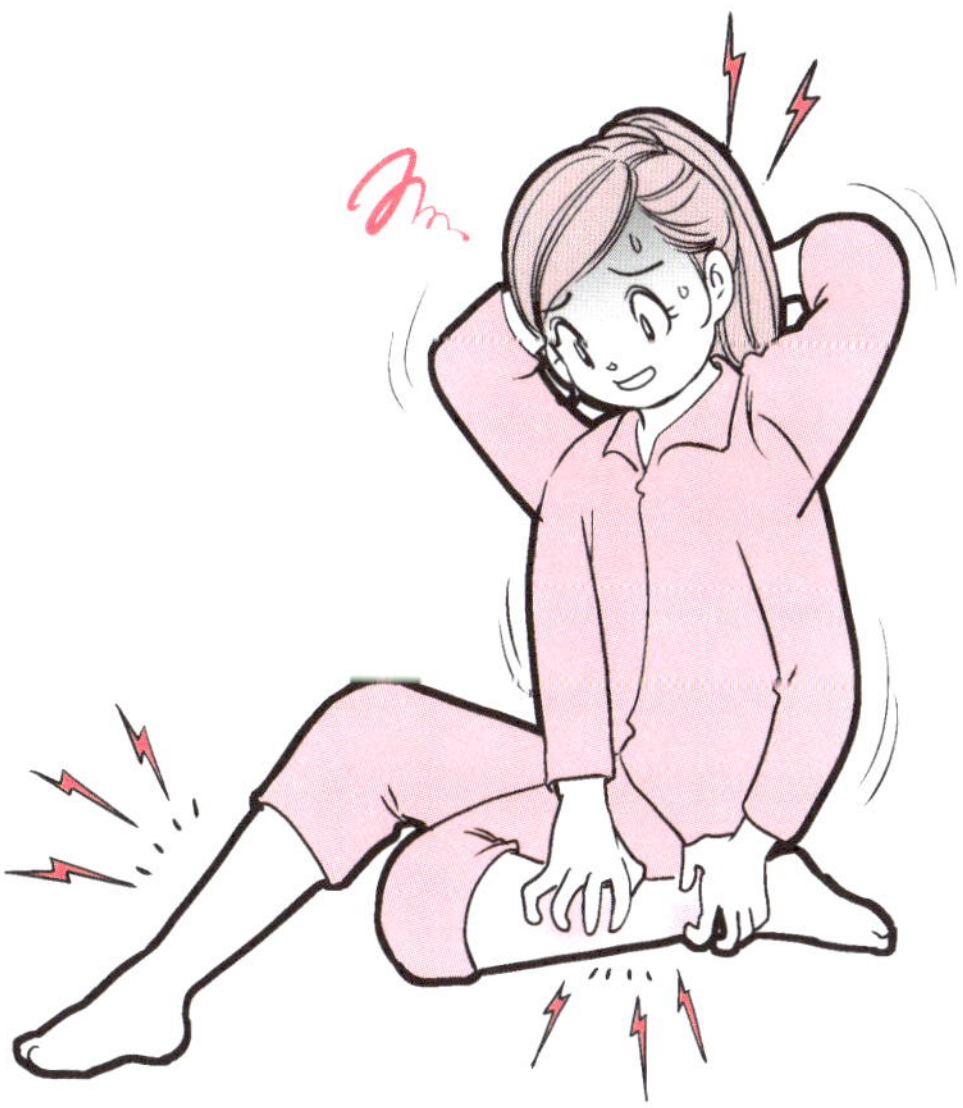

ウイルスや原虫など、病原体を持った蚊は要注意！

虫さされは、日常的な皮膚疾患のひとつです。原因となる虫は、蚊やノミ、ダニなどの**「吸血する虫」**、クモやムカデなどの**「かむ虫」**、ハチなどの**「さす虫」**、チャドクガなどの**「有毒の毛を持つ虫」**の４タイプに分類されています。虫にさされると、発疹《ほっしん》やかゆみ、痛みなどの炎症が起こりますが、これはそれぞれの虫が持っている特有の毒成分や、唾液に含まれる成分が、私たちの皮膚に注入されることで生じるアレルギー反応です。

注意したいのが、ウイルスや原虫などの病原体を持った蚊にさされることで発症する感染症です。海外では、デング熱やジカ熱、マラリアなどの感染症が報告されています。これらの感染症は、日本に広く生息する蚊（ヒトスジシマカなど）も媒介できることがわかっています。海外に渡航する際には、現地状況を把握して感染予防対策を行いましょう。

皮膚炎の原因となる虫は、庭や公園の植え込みなど、自然界のいたるところに潜んでいます。どんな虫がいるのかを知っておくことで、慌てずに対処することができます。

皮膚炎を起こす虫(1)

吸血する虫

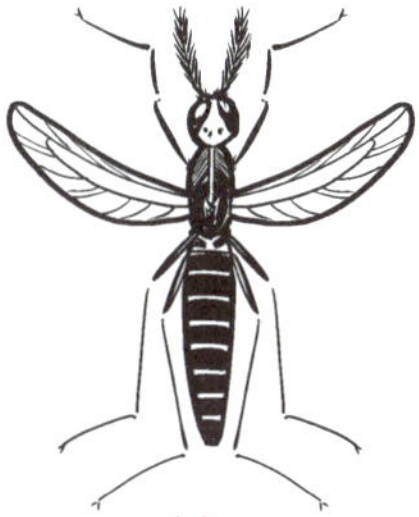

蚊

体長5㎜ほどで、メスだけが産卵のための栄養源として吸血します。吸血された直後から激しいかゆみを感じます。

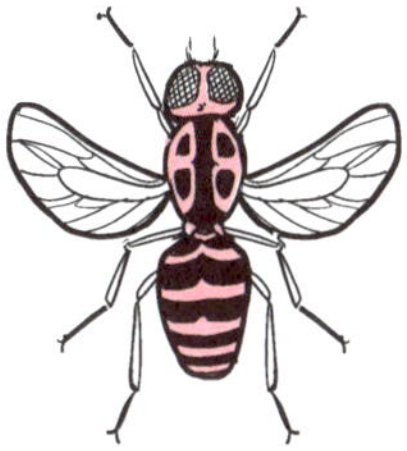

アブ

体長2～3㎝ほどで、さすのではなく、刃状の口器で切り裂き、流れ出る血を吸います。切られた瞬間に激痛が走り、強いかゆみや腫れ、微熱などがあらわれます。

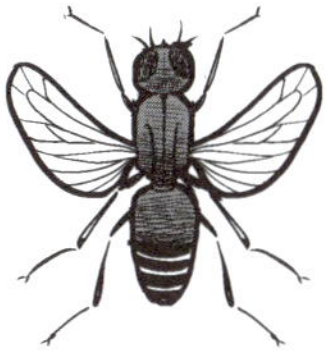

ブユ(ブヨ)

体長2～4㎜ほどでハエのような姿です。皮膚をかじり、流れ出る血を吸います。わずかな痛みの後、数時間後に強いかゆみや腫れが起こります。

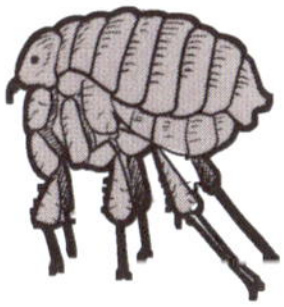

ノミ

体長2～3㎜ほどのネコノミによる被害です。さされて1～2日後に赤い発疹とかゆみがあらわれ、大豆大の水疱《すいほう》ができることも。

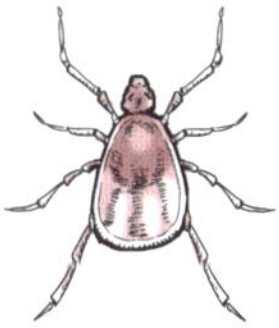

マダニ

野山に出かけた際に、皮膚に食い込んで吸血します。無理にはがすと口器が残ってしこりになるので、皮膚科での処置を受けましょう。

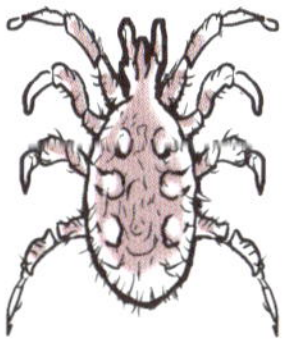

ダニ

イエダニはネズミに寄生していますが、寝具などに潜んで吸血します。人の皮膚に寄生するヒゼンダニによる疥癬《かいせん》は、高齢者施設や養護施設などでの集団感染がみられます。

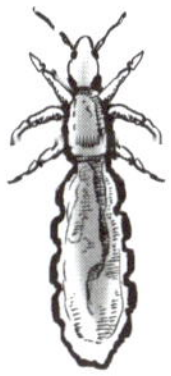

シラミ

人に寄生するのは、アタマジラミとケジラミの2種です。時々、子どもの間で集団感染が起こります。こまめに頭髪をチェックしましょう。

アナフィラキシーショックで、ハチにさされて突然死することも

虫の中でも、ハチ毒は反応時間が早いのが特徴で、一刻も早い対処が必要です。

ハチは、巣を守るために外敵に向かっていく習性を持っています。人をさすのは、スズメバチ、アシナガバチ、ミツバチの3種類です。通常、手を出さなければさされることはないのですが、秋の繁殖期になると巣のそばを通っただけで襲われることもあります。

ハチにさされた場合、ハチ毒にアレルギーがなければ、軽い痛みやかゆみ、腫れなどが起こっても、数日程度で消えていきます。しかし、ハチ毒にアレルギーがあると、全身に蕁《じん》麻《ま》疹《しん》やむくみがあらわれ、まぶた、唇、舌の腫れ、目の充血など、「アナフィラキシー」というアレルギー症状があらわれます。時には、血圧低下や呼吸困難、意識障害を伴うものは、「アナフィラキシーショック」と呼ばれ、数分で心肺停止にいたることもあります。

医療機関から離れた山間部でさされた場合、救急車の到着までに時間がかかるために、生命危機のリスクは高まります。野外活動では、万全な虫よけ対策が必要です。

皮膚炎を起こす虫(2)

かむ虫

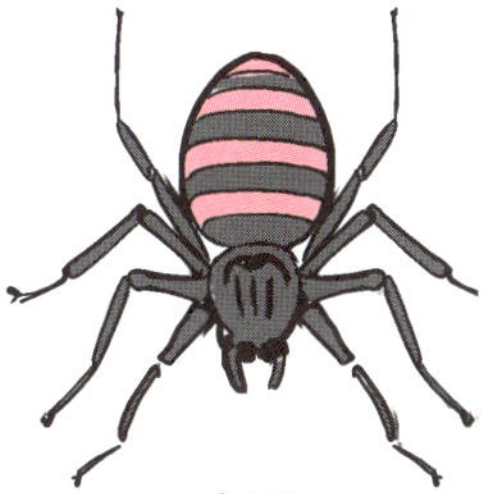

クモ

かまれたときに痛みを感じ、赤く腫れてきます。重症化することはありませんが、虫を殺す程度の毒を持っているので注意が必要です。

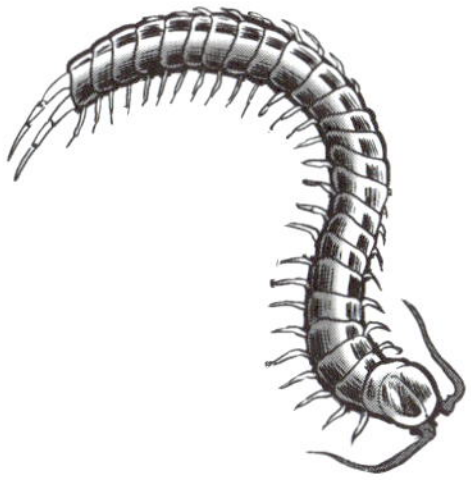

ムカデ

かまれた瞬間に激痛が走り、しびれてきます。だんだん赤く腫れ、重篤な場合はアナフィラキシーを起こすこともあります。

さす虫

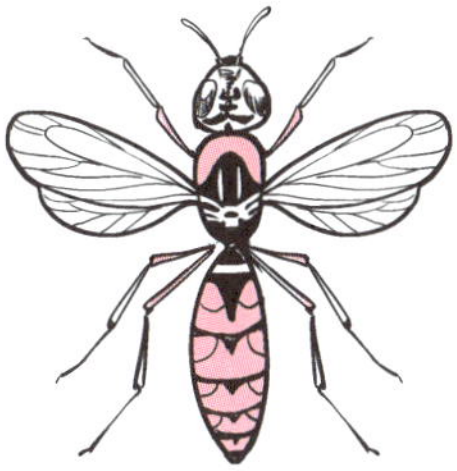

ハチ

はじめてさされたときは、痛みがあらわれても数日程度でよくなります。２回目以降はアナフィラキシーが起こることもあるので要注意！

有毒の毛を持つ毛虫

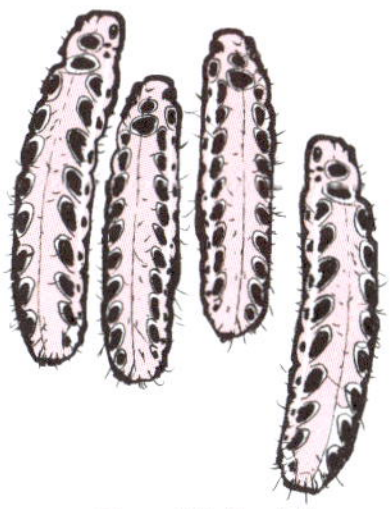

チャドクガ

有毒の毛を持つ、ツバキ科植物（梅、ツバキ、サザンカなど）の葉を食害する幼虫です。ふれた瞬間ピリピリとした痛みと発疹《ほっしん》、激しいかゆみを伴います。春と秋の年２回発生！

アナフィラキシーが心配なときは？

ハチなどにさされてアナフィラキシーをきたす可能性が高い人は、専門医を受診して、アドレナリン自己注射薬を処方してもらい、常に携帯するとよいでしょう。

知らず知らずのうちに老若男女に発症する水虫

いわゆる「水虫」は、カビの一種である「白癬菌《はくせん》」が原因で引き起こる皮膚感染症です。白癬菌は、私たち人間の角質層（垢《あか》）や毛、爪などの主成分である「ケラチン」というたんぱく質が大好物で、これらを餌にして寄生しています。体や手にも繁殖しますが、約9割は足に繁殖しています。その理由は、足は角質層が非常に厚いことと、靴を履くために足が蒸れて、白癬菌にとって過ごしやすい高温多湿な環境であるからです。

足の水虫（足白癬）と爪の水虫（爪白癬）があります。さらに、足の水虫には「趾間《しかん》型」「小水疱《しょうすいほう》型」「角質増殖《かくしつぞうしょく》型」の3種類があり、部位ごとに症状が異なります。その症状には、「カサカサしている」「ジュクジュクしている」「水疱がある」「ひび割れがある」などがありますが、必ず菌の検査をして診断を確定します。外用薬は足全体にくまなく塗ること、3カ月以上継続することが大切です。爪の水虫と頭部にできる水虫（しらくも）の場合は、市販の水虫用外用薬では効果が期待できないため、必ず皮膚科を受診しましょう。

いますぐ足元をチェック! 水虫の種類

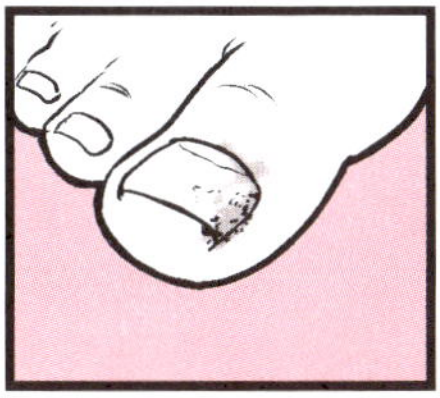

爪の水虫(爪白癬)

白癬菌が爪に徐々に入り込み、爪が白くにごる、厚く変形する、表面に縦ジワなどができます。

足の水虫(足白癬)

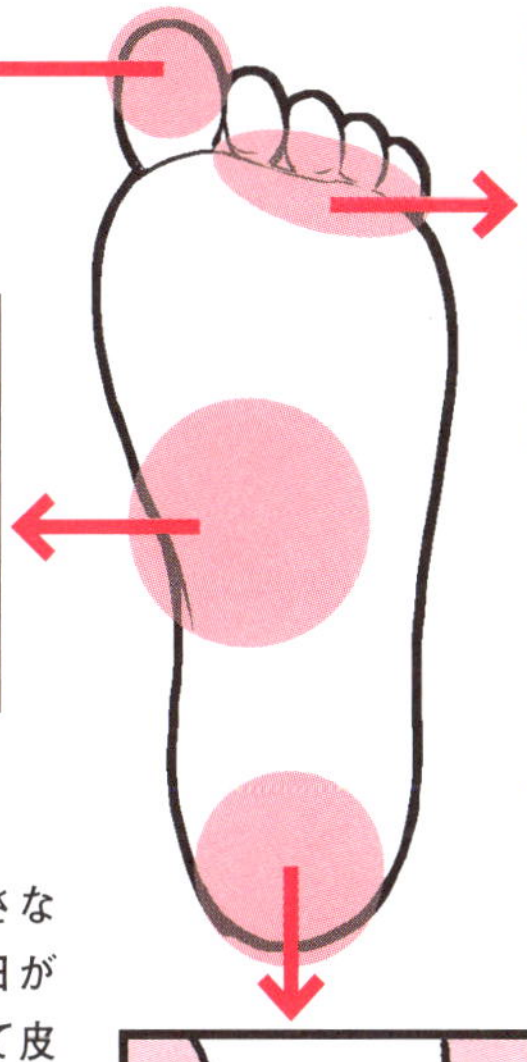

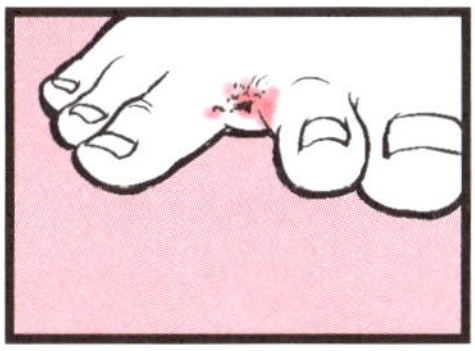

趾間型

足指の間が湿って、白くふやけてブヨブヨになる「湿潤型」と、赤くジュクジュクになって皮がむけたり亀裂が入ったりする「乾燥型」があります。

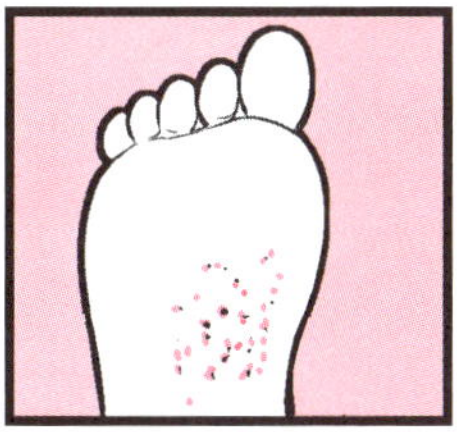

小水疱型

足の縁や土ふまずに小さな水ぶくれができます。日が経つと赤く腫れあがって皮膚がむけてきます。かゆみが強いのが特徴です。

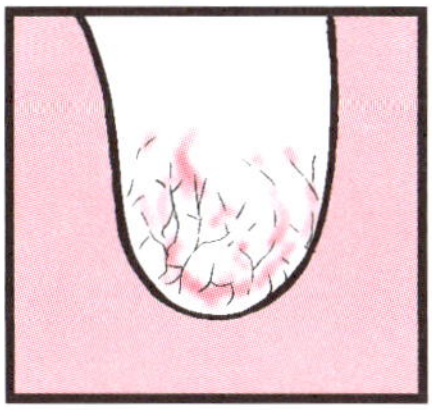

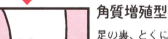

角質増殖型

足の裏、とくにかかとの角質層が厚く硬くなります。悪化すると、皮膚がむけて、ひび割れを伴うのが特徴です。

感染しやすく治りにくい新しい水虫も登場!?

白癬菌《はくせん》は足や爪以外にも感染します。部位によって「頭部白癬（しらくも）」「ぜにたむし（体部白癬）」「手の水虫」「いんきんたむし（頑癬《がんせん》）」などと呼ばれます。部位によって症状も変わってきますが、激しいかゆみを伴うこともあります。いんきんたむし、ぜにたむし、手の水虫は、ほかの皮膚疾患も考えられるので、皮膚科を受診して菌の検査をしましょう。

近年、ペットの犬や猫から「マイコ（ミクロ）スポルム・カニス」という菌に感染する症例が増えています。また、ここ数年、頭部白癬のおもな原因菌である「トリコフィトン・トンズランス」という、新しい白癬菌が外国から持ち込まれ、感染者が増えています。すり傷ができやすい、柔道やレスリングなどの格闘技選手の間で集団感染が起きています。症状としては、顔や首、上半身に赤くカサカサした局面がみられたり、頭部にフケや膿《うみ》、かさぶたができます。ほかの白癬菌より感染力が非常に強く、内服治療が必要です。一度感染すると治りにくく、今後、家庭内でも感染が広がることが懸念されています。

水虫の種類

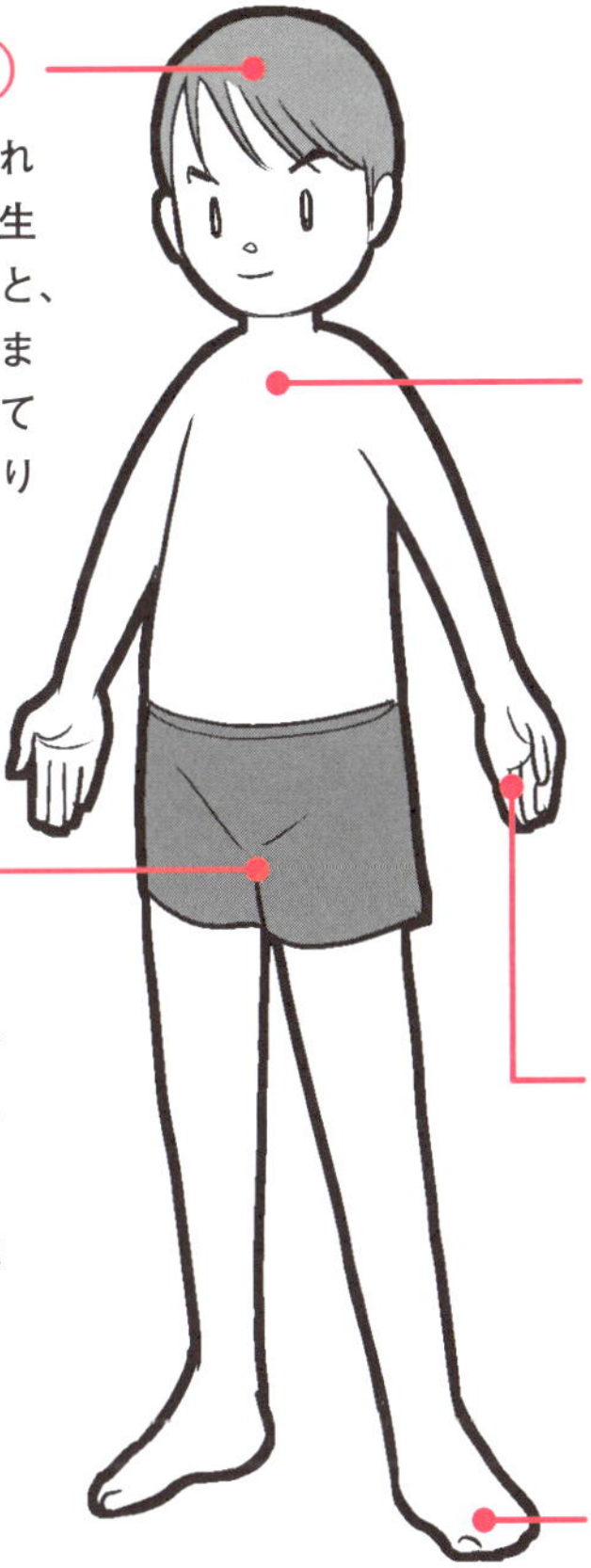

頭部白癬（しらくも）

頭皮がポロポロとはがれ落ち、フケが大量に発生します。放置していると、髪の毛が抜けてしまいます。毛包に炎症が起きて膿疱ができる場合もあります。

ぜにたむし（体部白癬）

輪郭が赤く縁取られたような局面が特徴です。強いかゆみがあります。犬や猫などのペットから感染することもあります。

いんきんたむし（頑癬）

股部白癬とも呼ばれ、陰部や股間に白癬菌が発生します。強いかゆみがあり、色素沈着を伴います。おもに男性に多い皮膚疾患です。

手の水虫（手白癬）

足の水虫と同じような症状ですが、足に比べると発症の割合は少なく1割以下です。

足、爪の水虫

体にできる水虫は、足白癬、爪白癬から感染することが多いので、体に発症したときは足もチェックしましょう。

新しい水虫!
トリコフィトン・トンズランス感染症

首や上半身に赤い腫れがみられたり、頭部にフケやかさぶた、膿ができます。皮膚科で処方される飲み薬が有効です。

乾燥肌を放置すると、皮膚瘙痒《そうよう》症や皮脂欠乏性湿疹《しっしん》をまねく

皮膚は年齢とともにバリア機能も低下し、皮脂や水分が減少して保水力が低下すると、乾燥肌になります。さらに、皮膚が乾燥した状態を「乾皮症《かんぴしょう》」といいます。

乾皮症は、高齢者の約95％に認められ、そのうちの半数がかゆみを伴うといわれています。

高齢層の乾皮症は、皮膚疾患というよりも生理現象といえます。しかし、乾皮症を放置しておくと、わずかな刺激にも過敏に反応するようになって、「皮膚瘙痒症」「皮脂欠乏性湿疹」「貨幣状湿疹」を引き起こすようになります。

皮膚瘙痒症は、体のあちこちにかゆみだけを感じる皮膚疾患です。そのメカニズムは十分には解明されてなく、内臓疾患や内服薬なども原因となることがあります。

皮脂欠乏性湿疹は、ひざから足首、腕などに好発します。白い粉をふいたようになり、発赤や湿疹、ひび割れ、亀裂、フケのように皮膚がはがれ落ちる落屑《らくせつ》などがみられます。さらに悪化すると、貨幣状湿疹を引き起こすことがあります。

乾燥肌から皮脂欠乏性湿疹へ

症例① 皮膚瘙痒症

目立った症状がみられないのに、かゆみだけがあります。かいた部位に炎症を起こし、二次的に湿疹などができます。

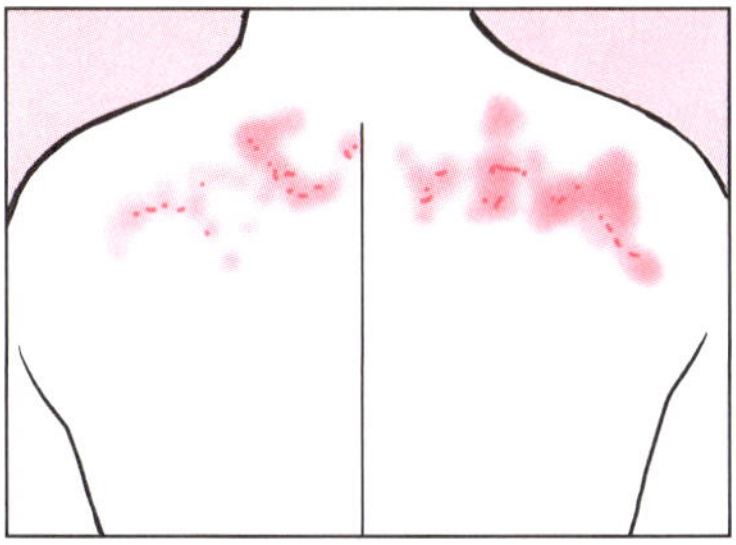

手が届く範囲の背中にかき傷ができている。

症例② 皮脂欠乏性湿疹

皮膚のガサガサ、白い粉ふき、ひび割れなどともに、かゆみや痛みが起こります。とくに、高齢者のすねに好発します。

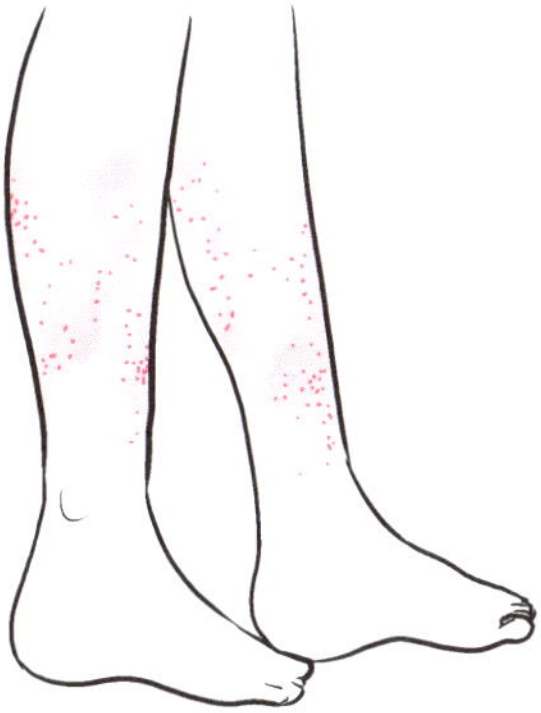

すねがカサカサになって、粉がふいたようになる。

症例③ 貨幣状湿疹

丘疹《きゅうしん》が集まった、10円硬貨くらいの円形や楕円形のかゆみの強い発疹《ほっしん》。下肢にできることが多く、掻破するうちに四肢や体幹にも広がります。

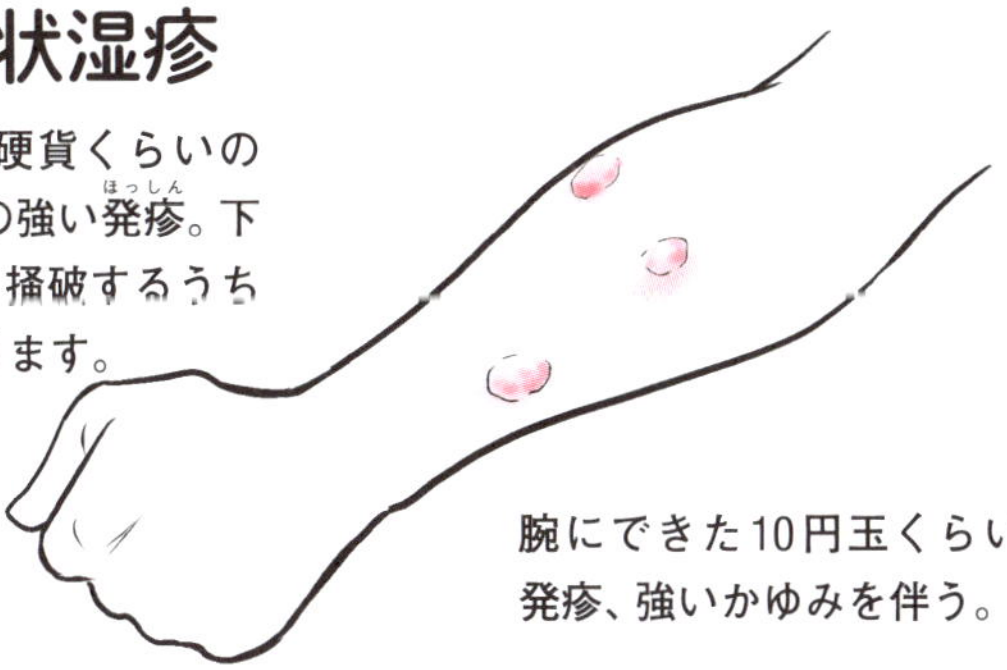

腕にできた10円玉くらい発疹、強いかゆみを伴う。

身のまわりのありとあらゆるものがかぶれの原因物質となる

接触性皮膚炎は、なんらかの物質が皮膚に接触することで、接触した部位に一致して湿疹ができる、俗に「かぶれ」と呼ばれるものです。身のまわりにある、ありとあらゆる物質が接触性皮膚炎の原因となりえます。接触部位に日光があたると発症する光接触皮膚炎もあります。

接触性皮膚炎には次の2種類のタイプがあります。

●**刺激性接触皮膚炎：**刺激性のある物質にふれることで起こります。接触した部位に発赤や、チクチク、ヒリヒリした痛みやかゆみが起こり、多くはあまり時間をおかずに発症します。原因物資の毒性が強いときには、熱傷のように大きな水疱《すいほう》ができることもあります。

●**アレルギー性接触皮膚炎：**特定の物質にアレルギーを持っている人だけに発症します。遅延型アレルギー反応（66ページ）による皮膚炎です。原因物質にふれてから1～2日後に、強いかゆみとともに発赤や湿疹《しっしん》、腫れといった症状のピークがあらわれます。

接触性皮膚炎のおもな原因

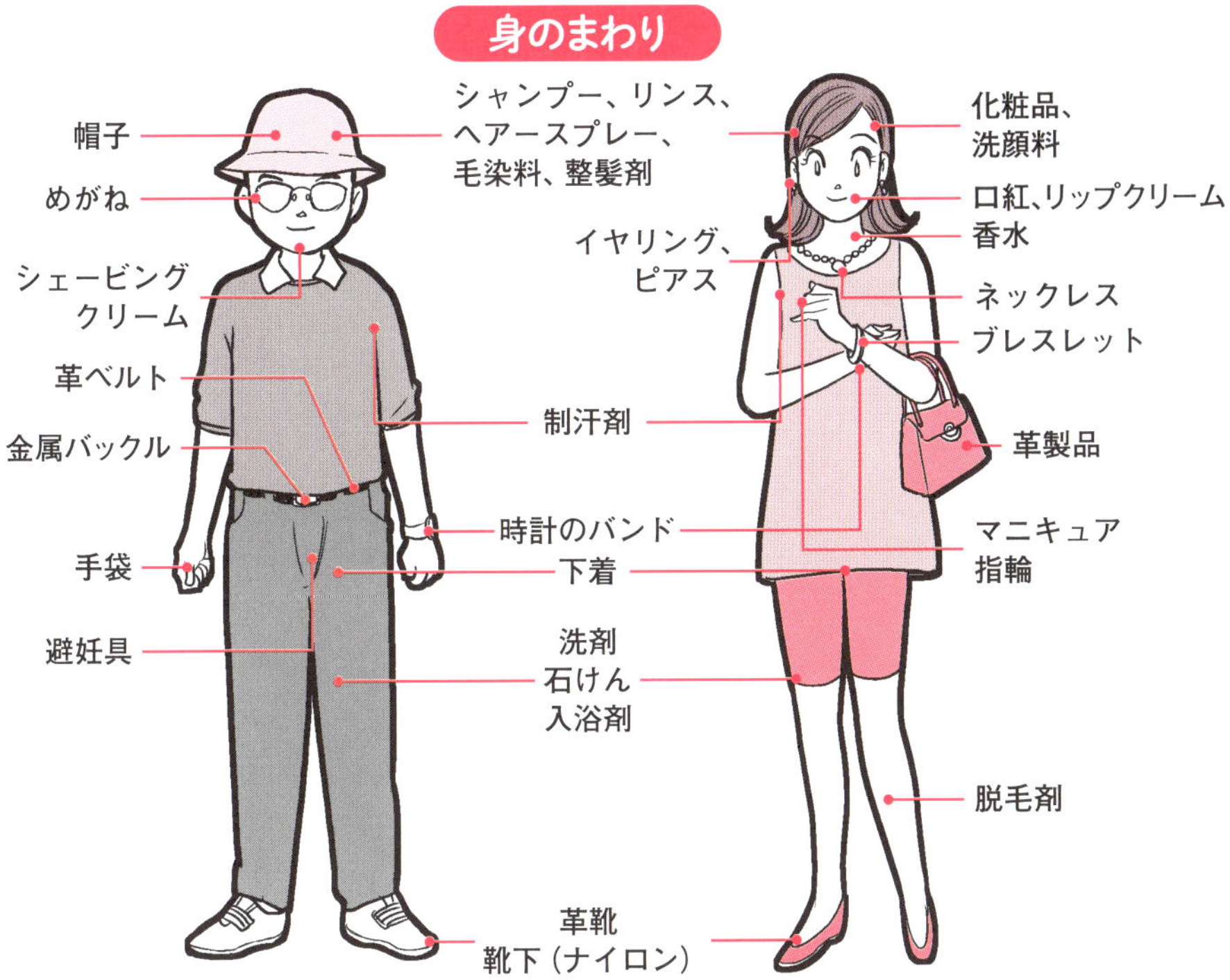

食べ物では、マンゴー、ギンナンなどの果実、アロエやサクラソウなどの植物には、かぶれやすいものがたくさんあります。

原因物質を突き止めて、
その物質との接触を回避する必要があります。
原因が特定できないと、予防が
できないだけでなく重症化することもあります。

湿布でかぶれる薬剤による接触性皮膚炎

肩こり、腰痛、捻挫、打ち身、筋肉痛など、いろんな場面で重宝する湿布薬ですが、湿布薬に含まれる成分が刺激となって、かゆみや紅斑、接触性皮膚炎、薬剤性光線過敏症などが引き起こることがあります。

炎症や痛みを抑える消炎鎮痛成分（ロキソプロフェンなど）が含まれる湿布薬を貼っていたら、だんだんかゆくなって、貼った部分に一致して皮膚が赤くなり、発疹《ほっしん》ができてくるというのが典型的な症状です。一度かぶれたら、二度と使わないようにしましょう。

また、ケトプロフェンなどを主成分とする湿布薬によって、薬剤性光線過敏症を発症することがあります。湿布薬を貼ったあとで、太陽光を浴びると、紫外線に反応して湿布を貼った部分にアレルギー反応が起きます。その湿布薬を貼った部位は、紫外線を浴びないようにすることが必要です。

なお、ばんそうこうもかぶれやすいので注意しましょう。

湿布薬は使用方法を確認する!

症例① 湿布薬による接触性皮膚炎

主成分による刺激やアレルギー反応だけでなく、長時間貼ることで蒸れたりすることも原因に。一般に、最も効果が発揮されるのは貼付の４時間後とされ、長時間貼るのは禁物。

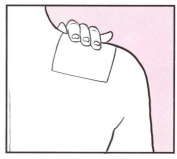

かぶれる成分はさまざま。

症例② 薬剤性光線過敏症

ケトプロフェンなどを主成分とする湿布薬を貼って、はがしたあとに日光を浴びると、その部位だけが赤く腫れ、強い皮膚炎を起こすことがあります。

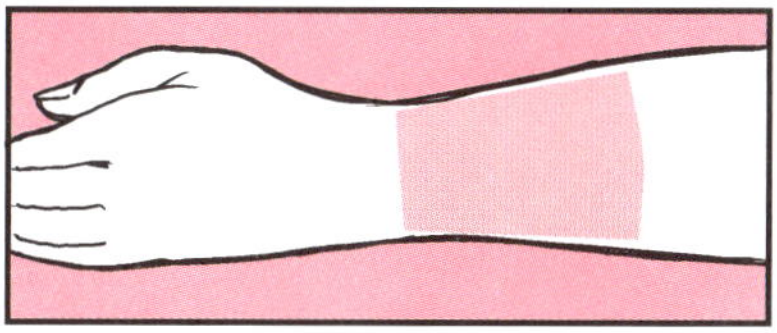

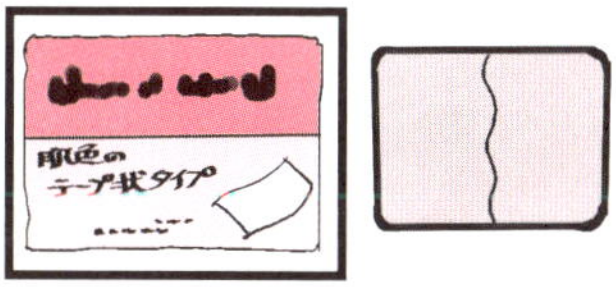

医療機関で処方される湿布薬のほうが成分の配合量が若干多い。

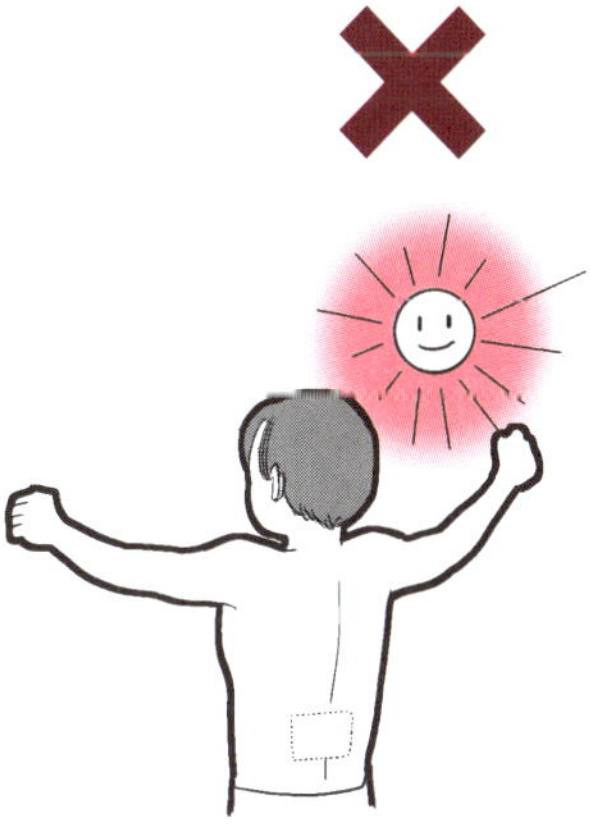

湿布薬ははがしてから数週間経っても、日光にあたると症状が出ることも。使用上の注意点や副作用は明記されている。

猛暑や節電ブームの影響で、「大人のあせも」が増えている

「あせも」は、正式病名を「汗疹《かんしん》」といい、湿疹《しっしん》、皮膚炎のひとつです。子どもによくみられる症状というイメージがありますが、近年の猛暑や節電ブームの影響、また機能性下着（発熱素材）の流行などからか、大人でもあせもに悩む人が増えています。

汗を大量にかき続けると、汗を分泌する汗腺《かんせん》の出口がつまってしまいます。汗には炎症を起こす物質が含まれるため、炎症が起こります。汗腺は、子どもも大人もほぼ同じ数あります。子どもの場合は、小さな体に汗腺が密集するためにあせもが発症しやすくなります。あせもができやすいのは、首まわりや乳房の下、わきの下、腹まわり、脚のつけ根、膝の裏、肘の内側などです。いずれも、汗がたまりやすく、熱気や湿気がこもりやすい部位であり、皮膚がこすれて摩擦を受けやすい部位に好発します。

あせもをかきむしったり、そのまま放置したりすると、炎症が悪化して治りにくくなります。たかがあせもと油断せず、あせもをつくらない生活を心がけましょう。

汗による皮膚疾患

症例①

あせも(紅色汗疹《こうしょくかんしん》)

多量に発汗したあと、小さな赤い丘疹《きゅうしん》が多数生じて、軽いかゆみがある。細菌感染が起きると膿疱性汗疹やとびひ(96ページ)になることも。

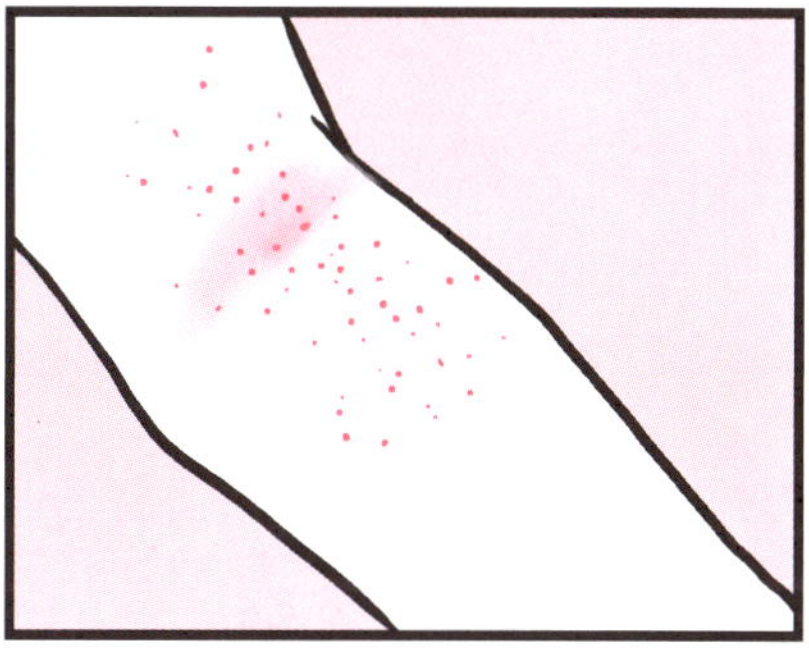

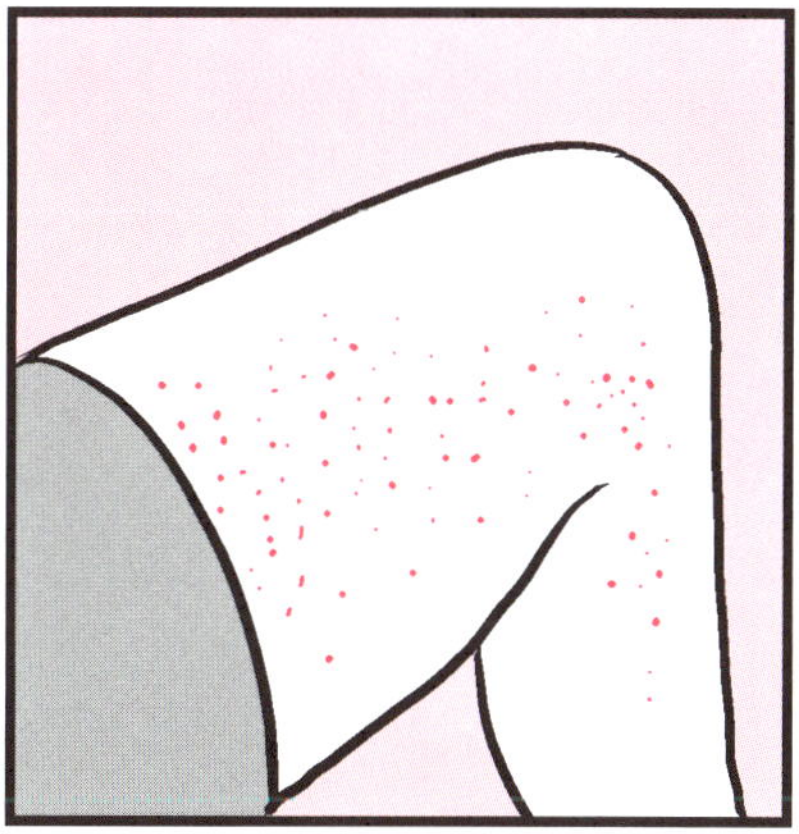

症例②

コリン性蕁麻疹《じんましん》

運動や入浴、緊張などにより発汗した直後にチクチク痛い小さな赤い膨疹ができます。30分～1時間で消えます。

あせもの予防法は?

- □ 汗をかいたらすぐに拭き取り、皮膚を清潔に保つ。
- □ 通気性、吸湿性のよい下着や衣類を着る。
- □ 屋内であればエアコンを使用し、高温多湿の環境を避ける。
- □ 入浴後は、よく水気を拭きとる。

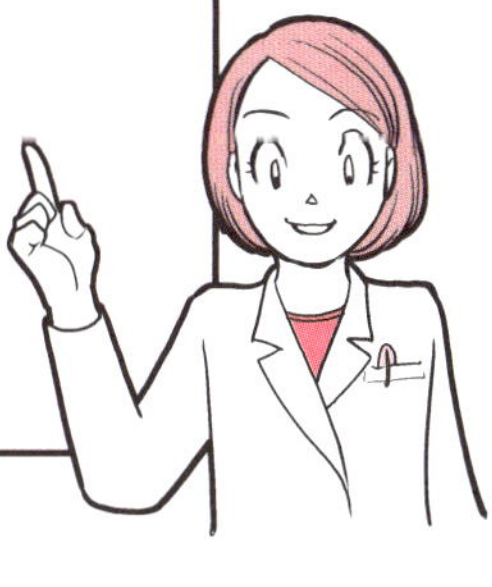

あちこちに飛び散って広がっていくとびひは素早い対応が必要!

「とびひ」は、正式病名を「伝染性膿痂疹《のうかしん》」といい、細菌が感染する皮膚感染症です。かゆくてかくことによって水疱《すいほう》や膿疱《のうほう》はすぐに破れ、水疱の中の細菌があちこちに飛び散って広がり、瞬く間に新しい水疱や膿疱が次々にできてしまいます。それを、火事の〝飛び火〟にたとえて、とびひと呼ばれます。とびひには、次の2種類のタイプがあります。

●**水疱性膿痂疹《すいほうせいのうかしん》**：鼻の粘膜、虫さされなどのかき傷、擦り傷などに、黄色ブドウ球菌が感染し、この菌の産生する表皮剥脱毒素によって、表皮が破壊されて水疱や膿疱ができます。夏季、幼少児に多く発症し、接触により感染します。

●**痂皮性膿痂疹《かひせいのうかしん》**：A群β溶血性連鎖球菌の感染により発症しますが、黄色ブドウ球菌と混合感染することもあります。強い炎症が起こり、皮膚が赤く腫れ、膿疱が多発してかさぶたができます。発熱や咽頭炎を伴うことが多く、年齢、季節を問わず突然発症します。アトピー性皮膚炎に合併すると重症になりやすい傾向があります。

とびひは全身に広がる!

症例①

鼻から顔全体にできた水疱性膿痂疹。鼻の粘膜は細菌が増殖しやすく、鼻の中をいじる癖がある子どもは要注意。抗菌薬の軟膏と内服薬を併用するのが一般的です。感染拡大を防ぐためにも軟膏を塗ったらガーゼで覆って保護します。

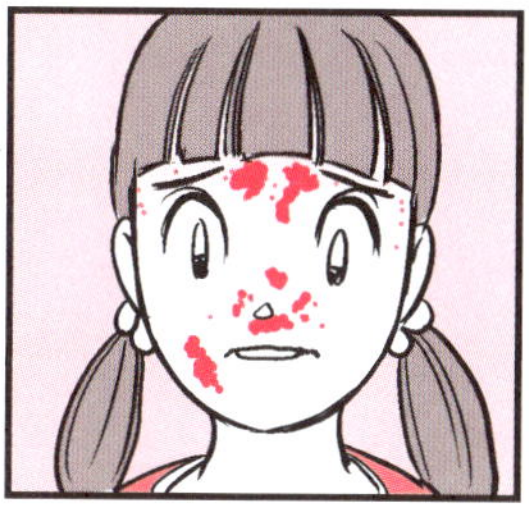

症例②

膝の擦り傷がきっかけで発症した水疱性膿痂疹。ばんそうこうを貼ると、傷口が蒸れて細菌が増殖したり、ばんそうこうをはがすときに皮膚が傷ついて感染したりすることも。

症例③

アトピー性皮膚炎に合併した痂皮性膿痂疹。かきむしった腕が赤く腫れ、膿疱が多発してかさぶたができます。

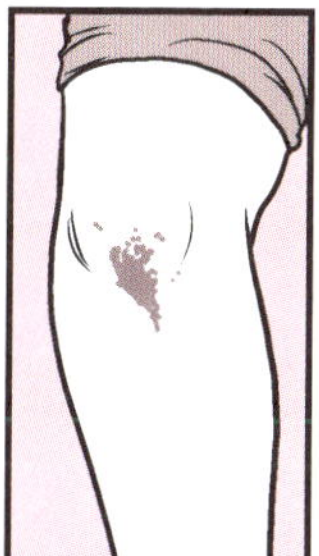

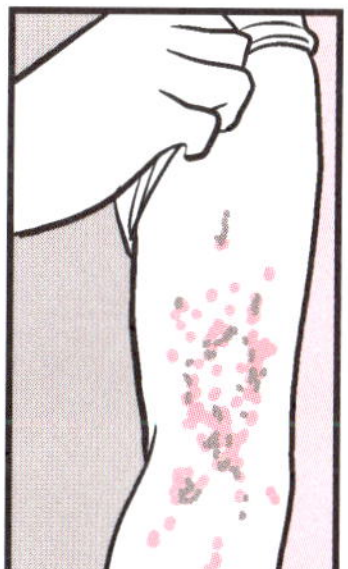

細菌は高温多湿の環境で繁殖しやすいので、とくに夏場は注意が必要です。家族感染を防ぐために、入浴はシャワーで済ませ、タオルや衣服の共有は禁物。

体の一部にできた強い湿疹《しっしん》をかいているうちに全身に広がってしまう

体の一部に、ジュクジュクとした強い炎症（原発巣）が発症したあと、数日後に原発巣のまわりから全身にかけて細かい湿疹《しっしん》（散布疹）ができる場合は、自家感作性皮膚炎《じかかんさせいひふえん》が疑われます。

自家感作性皮膚炎では、夜も眠れないほどの激しいかゆみにおそわれ、時に発熱や倦怠感、食欲不振などの全身症状を伴うことがあります。散布疹が生じることで治りにくく、完治するまでに長期間を要する場合もあるため、決して見過ごせない皮膚疾患です。

最大の特徴は、元となる原発巣が存在することです。原発巣としては、接触性皮膚炎の頻度が高いですが、虫さされや手あれなどの些細な皮膚症状をかきむしったり、間違った処置をしたりしてこじらせてしまい、アレルギー反応が起こります。

原発巣に対して、適切な治療を行えば自家感作性皮膚炎は完治します。また、原発巣に対して早期治療をすることで、自家感作性皮膚炎への進行を未然に防げます。

自家感作性皮膚炎

症例 虫さされから自家感作性皮膚炎へ

虫さされをかきむしり、血が出た傷口に、市販のかゆみ止め薬を塗ったことで、一気に散布疹が広がってしまいました。全身がむずかゆくなり、眠ることができなくなります。

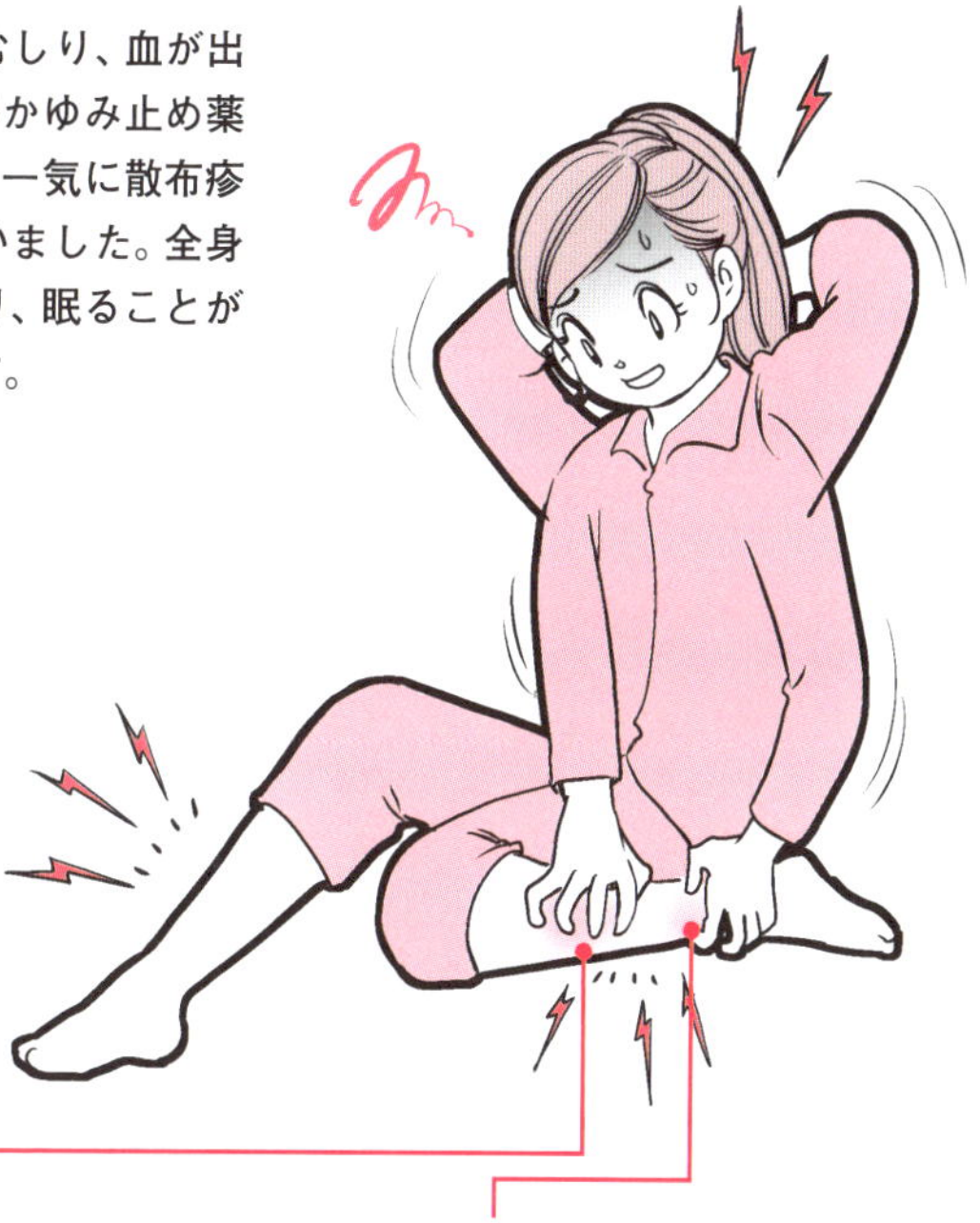

原発巣

最初にできた、虫さされ、湿疹、皮膚炎、火傷など。些細な皮膚症状をこじらせて、アレルギー反応が起こる。

散布疹

原発巣から広がった、湿疹、皮膚炎が全身に広がる。夜も眠れないほどの強いかゆみが起こり、かきむしることで、さらに広がってしまう。

⇩

自家感作性皮膚炎は、ウイルス感染症の水痘《すいとう》や疥癬《かいせん》などと症状が似ている場合があります。その違いは、原発巣の有無で判断できます。

かゆみや発疹《ほっしん》があらわれますが、24時間以内に消える一過性の皮膚疾患です

蕁麻疹《じんましん》は、皮膚の一部に赤いブツブツや、くっきり盛りあがりがあらわれ、そのほとんどが数十分から24時間以内に消えてしまう、一過性の皮膚疾患です。

蕁麻疹特有の発疹は、1～2㎜程度のものもあれば、全身を覆ってしまうものもあり、その形状は、多彩です。いくつかの要因が関係したりするなど、実は、蕁麻疹の約90%が原因不明というのが現状です。ただし、疲労やストレスを感じているときに、蕁麻疹が発症しやすいことはわかっています。

蕁麻疹と湿疹《しっしん》は、かゆみを主症状とする点ではよく似ています。しかし、症状の起こり方や治療薬は異なります。湿疹の場合は、症状が持続しながら悪化していきます。表皮に炎症を伴うためステロイド外用薬を使います。蕁麻疹の場合は、発疹が出たり消えたりを繰り返しますが、発疹は通常数十分で消えてしまいます。治療薬には、抗ヒスタミン薬の内服を使いますが、重症の場合はステロイド内服薬も使われます。

蕁麻疹のおもな種類

分類	種類	種類
原因不明	急性蕁麻疹	繰り返し症状があらわれ、発症して1カ月以内。細菌やウイルス感染などが原因となることが多い。
	慢性蕁麻疹	繰り返し症状があらわれ、発症して1カ月以上経過。原因が特定できないことが多い。
アレルギー反応	アレルギー性蕁麻疹	食品や薬剤、昆虫、植物などに含まれる特定物質に反応する。アレルゲンに結合するIgE抗体が関与する。
非アレルギー	物理性蕁麻疹	摩擦や圧迫、寒冷、温熱、日光(紫外線)、振動などといった物理的刺激により起こる。
	コリン性蕁麻疹	入浴や運動、精神的緊張などで汗をかくとできる。小児から青年期に多くみられる。
	イントレランス	アスピリンなどの非ステロイド系消炎鎮痛薬、色素、食品添加物、香料、食品中のサリチル酸などにより起こる。
	血管性浮腫	唇やまぶたなどが突然腫れあがり、2〜3日かかって消える。かゆみを伴わない。

症例①

太ももにできた蕁麻疹

虫さされのように、かゆくて赤く隆起した膨疹《ぼうしん》。数10分でおさまる。

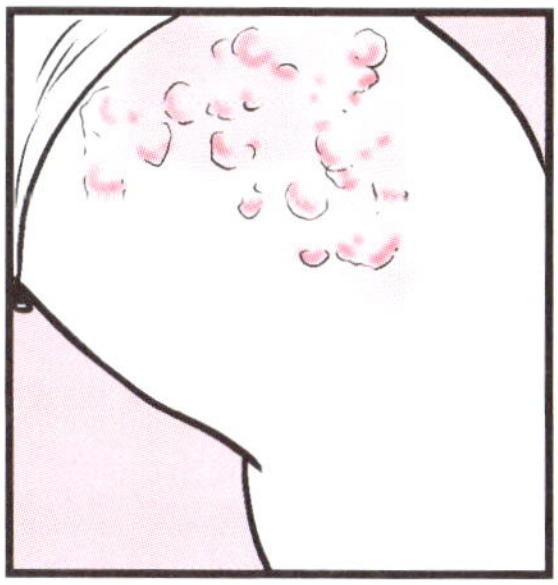

症例②

腕にできたミミズ腫れ蕁麻疹

ミミズ腫れと呼ばれる、特徴的な線状の発疹で、こすれたあとに一致してできる赤色皮膚描記症。

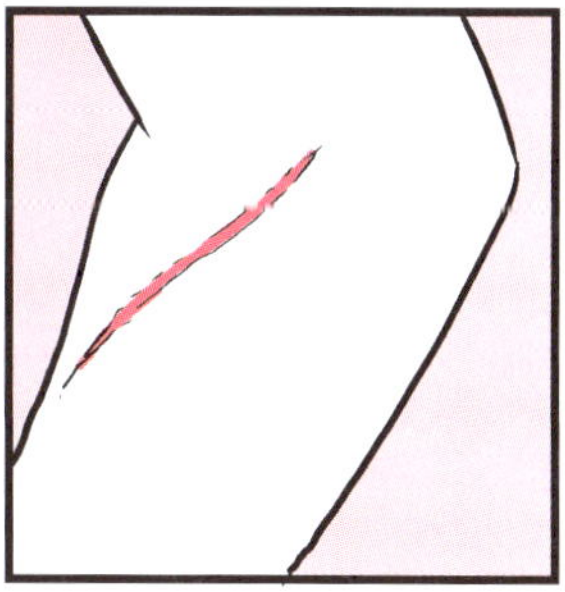

フケは病気ではないけれど、抜け毛や薄毛の原因にもなる

頭皮のフケは、皮膚の新陳代謝によって、古くなった角質がはがれ落ちた老廃物（垢《あか》）であるため、それ自体が病気というわけではありません。そうはいっても、フケが髪や肩についていれば、不潔な印象を与えるために悩みの種です。

フケには、「乾性フケ」と「脂性フケ」のふたつのタイプがありますが、どちらの場合にも、皮脂を餌にしている皮膚常在菌が異常繁殖することで、フケやかゆみが起こります。頑固なフケで悩んでいるときは、迷わず皮膚科を受診して相談しましょう。放置していると、薄毛や抜け毛、脂漏性《しろうせい》皮膚炎、頭部白癬《はくせん》など、さらなる皮膚疾患を引き起こす可能性があります。

頭皮のトラブルには、ストレス、睡眠不足、喫煙、飲酒、掻破《そうは》行動、化粧品、誤った洗髪方法、食事など、生活習慣が大きく影響しています。皮膚科で処方された薬を使っていても、生活習慣を見直さなければ、症状がよくならないこともあります。治療とともに、生活習慣の改善を心がけましょう。

あなたのフケは、どっち?

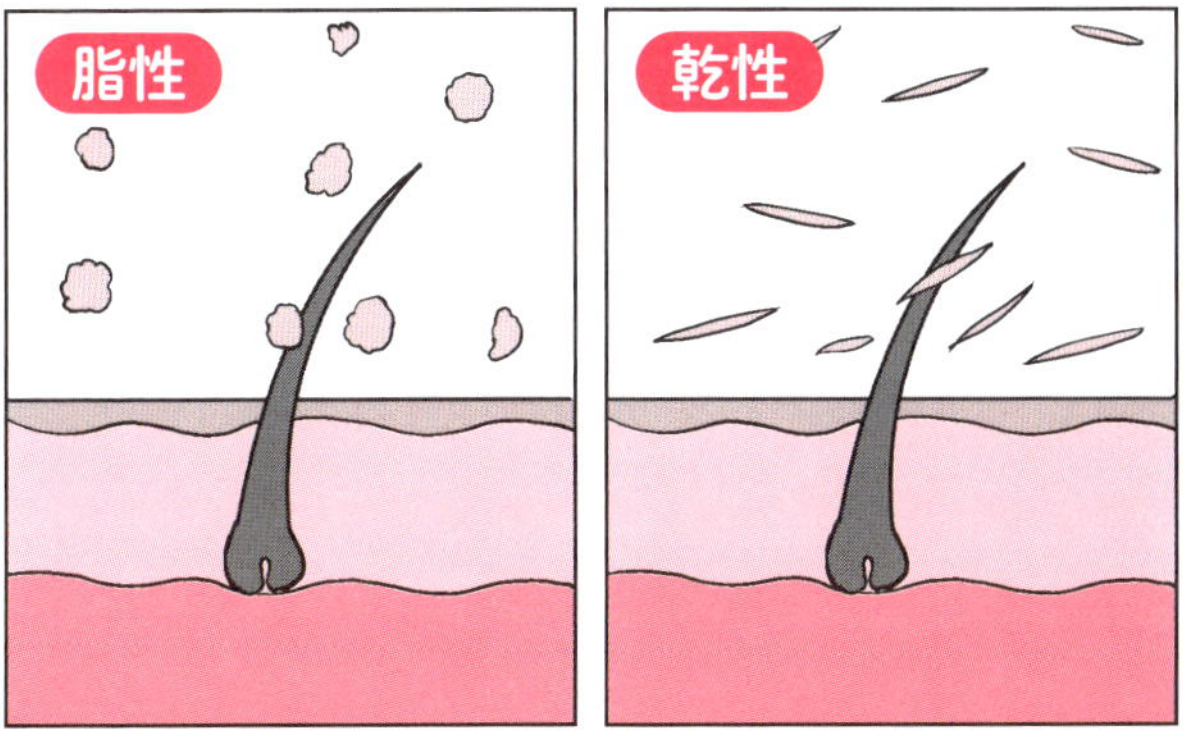

状態	脂性フケ	乾性フケ
フケの状態	脂っぽく頭皮に貼りつく。頭をかくとかたまりで落ちる、爪の中に入り込むこともある	白く細かく、サラサラしている。頭をかくとパラパラと落ちる、自然に落ちることもある
頭皮の状態	ベタつきやすい	乾燥している
多くなる季節	夏に多くなる	冬に多くなる

フケのおもな原因

□ 頭皮の乾燥　□ 皮脂バランスの乱れ　□ ターンオーバーの乱れ

⇩

フケだと思っていたら、「脂漏性皮膚炎」の場合もあります。男性ホルモンによる皮脂の分泌の影響が強いため男性に発症しやすいのが特徴です。

大人ニキビを悪化させる原因は、過剰なスキンケアやストレス⁉

ニキビ（痤瘡《せいざそう》）は、顔や背中、胸に発症する慢性皮膚炎です。〝青春のシンボル〟といわれて軽視されがちですが、炎症が強い場合には、ニキビ痕《こん》が残ってしまうのが苦痛です。性ホルモンの相対的増加に伴い、顔の皮脂量が一気に増えて、皮膚常在菌の一種であるアクネ菌が異常繁殖し、毛穴周辺が炎症します。最近では思春期を過ぎても治らない例や、思春期後にはじめて発症する患者さんも増えています。このような場合は、「大人ニキビ（思春期後痤瘡）」と呼ばれ、発症メカニズムは同じですが、ストレスや睡眠不足、不規則な生活習慣、不適切なスキンケアが大きな悪化因子となっています。また、ストレスを感じると、顔をこする、頬杖をつく、鼻をこするなど、嗜癖《しへき》的掻破《そうは》行動が伴うことがわかっています。摩擦や圧迫を受けやすい頬骨や顎の骨に沿って、また口のまわりにニキビがならんでできたりします。

適切なスキンケアをしていても、ニキビが改善されない場合には、ストレスや生活習慣を見直しましょう。そして、皮膚科医に相談してみましょう。

ニキビには4つの種類がある

白ニキビ

毛穴が閉じ、
白い皮脂が透けている。

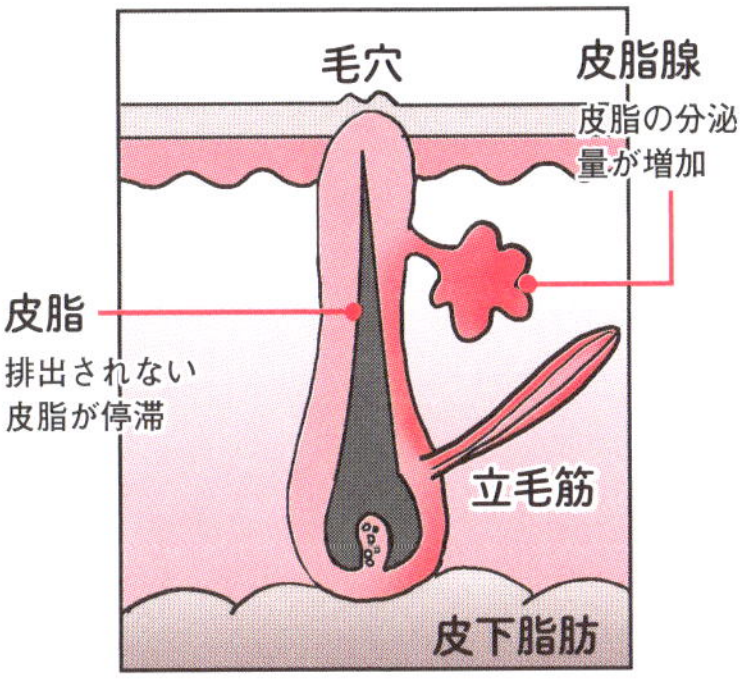

黒ニキビ

皮脂の押しあげで毛穴が開き、
汚れや色素がたまり黒くなる。

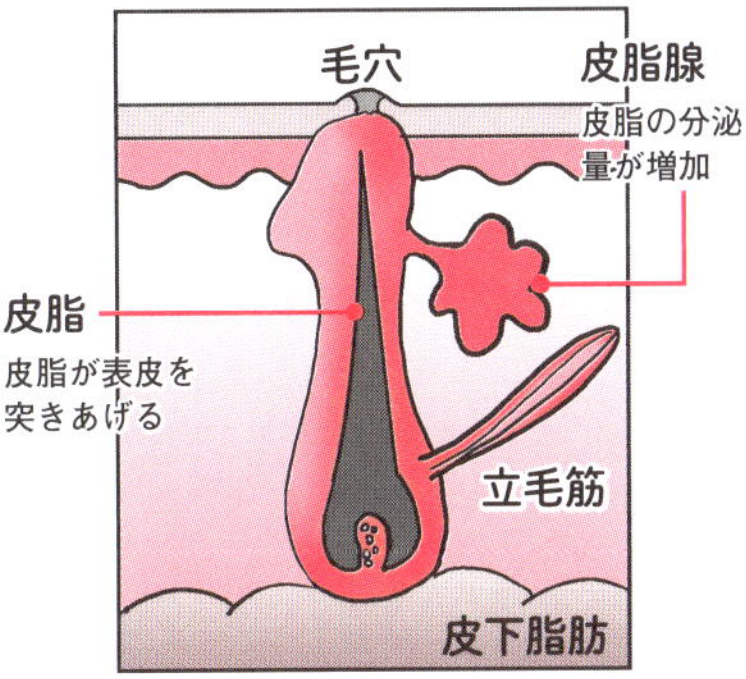

化膿ニキビ

炎症が悪化し、膿《うみ》を持つ
化膿《かのう》ニキビになる。

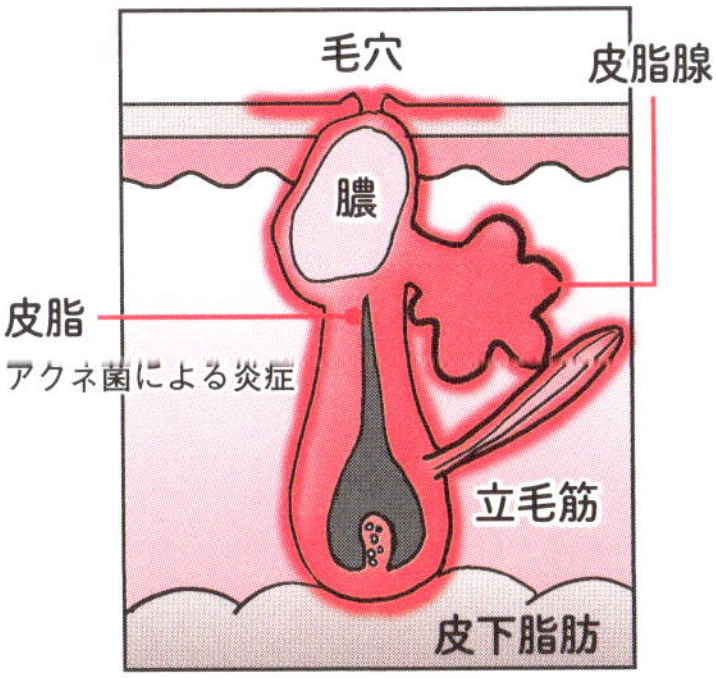

赤ニキビ

アクネ菌の増殖により周辺組織や
毛穴組織が炎症する。

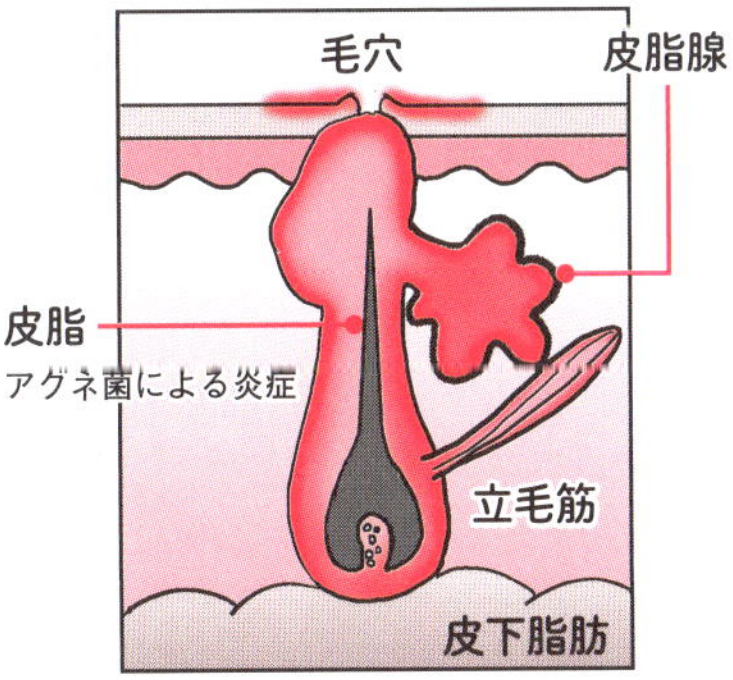

皮膚のバリア機能が低いうえ、不規則な生活やストレスが関与する

アトピー性皮膚炎は、別名「アトピックスキン」といい、「特定されていない、奇妙な」という意味のギリシャ語「アトポス」に由来します。多くの患者さんが、アトピー体質という遺伝的素因を持ち、免疫物質「IgE抗体」を生産しやすいために、さまざまなアレルギー反応を引き起こします。かゆみが強く、増悪と寛解《かんかい》※を繰り返すのが特徴です。

従来、アトピー性皮膚炎は、乳幼児期に多く発症するものです。そのほとんどは、成長とともに自然に治癒していきます。しかし、1~2割の人は、成人になっても症状が続いたり、受験や就職などのストレスを契機にぶり返したりします。なかには、50歳代になって突然発症したという人もいます。このような場合を「成人型アトピー性皮膚炎」といい、最近は、増加、難治化する傾向にあります。

成人型アトピー性皮膚炎は、さまざまな原因が重なり合って、発症、悪化、再発していますが、ストレスによる掻破《そうは》行動が深く関係しています。

※寛解：症状が一時的に落ち着いて安定している状態。必ずしも完治した状態ではない。

特有な左右対称の発疹《ほっしん》

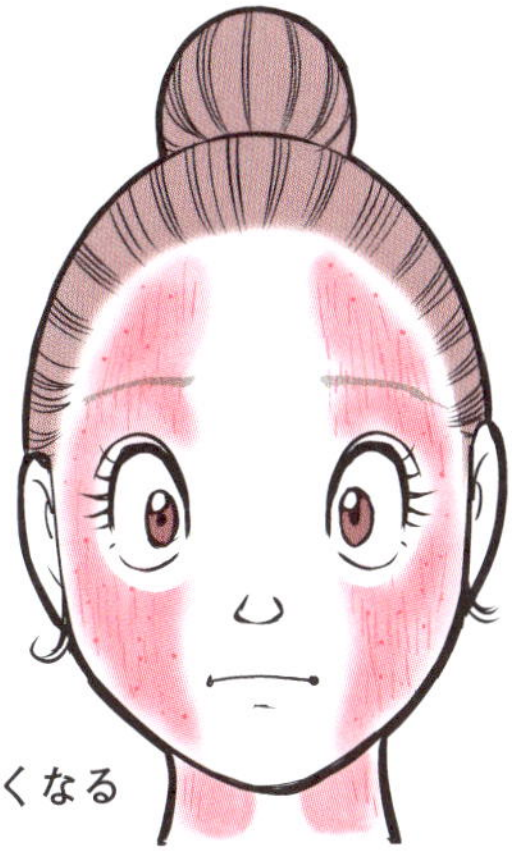

顔にみられる左右対称の発疹

顔面に発疹が左右対称で境界が鮮明にみられる。前額中央と鼻背には発疹はみられないことが多い。

背中のバタフライサイン

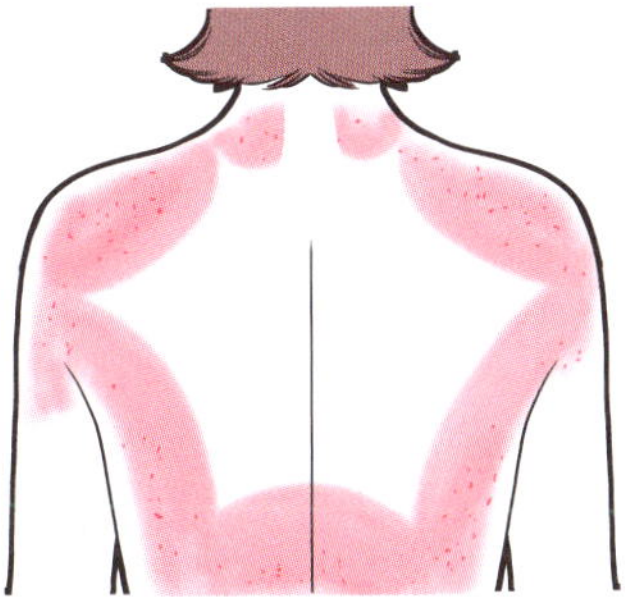

手の届く範囲に左右対称の発疹ができるようになります。手の届きにくい部位や皮膚のくぼみやシワの部分には発疹があまりみられません。

両手の爪甲が光っている

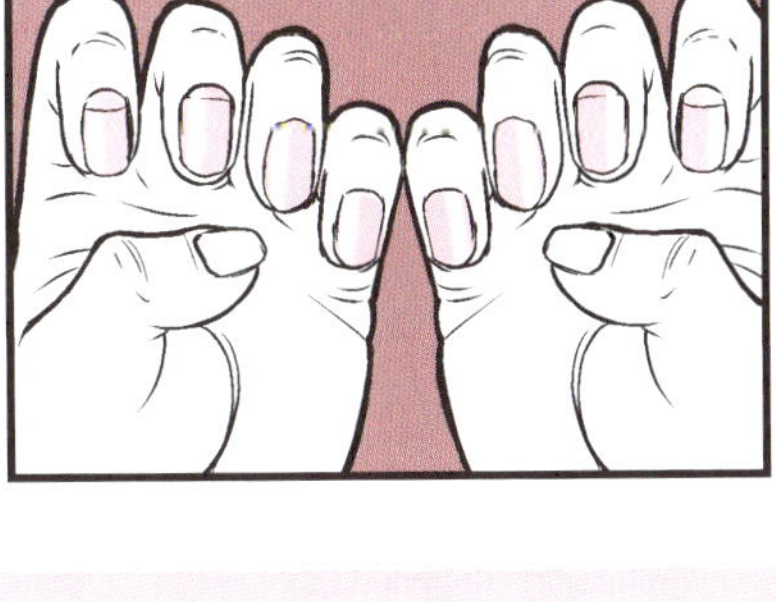

両手をそろえて手首をまわして、皮膚をこするようにかく……このかき方が習慣的になっています。そのため、親指以外の指の爪がピンク色にピカピカに磨かれています（pearly nail）。

掻破《そうは》行動を自覚して、かく前に行動パターンを変えよう

成人型アトピー性皮膚炎の場合、ストレスによる掻破行動が発症や悪化の原因になっています。ストレスを感じると、どこかをかいてしまう。また、帰宅したときなどに決まって、日課のように掻破行動をしていることが多いのです。このような習慣的な掻破行動を放置して、皮膚だけを治すことはできません。

かいていることに気づいたら、とりあえず両手を組んでみましょう。そして、ゆっくり長く口から息を吐いてください。目は閉じないで、吐き終わったら軽く口を閉じて頭の中で1、2、3とゆっくり数えます。吸うことを意識しなくても自然と鼻から息が入ります。ゆっくりした呼吸を2回程繰り返すだけで、気持ちがリラックスしてかきたい衝動が楽になります。

また、掻破行動に気づいたらノートに記録してみましょう。毎日無意識に日課のように繰り返してかいていることが自覚できます。掻破行動には、嫌な気分が忘れられる、気持ちの切り替えがつく、などの効果があり、ついかくのにはまってしまうのです。

掻破行動の習慣を止めるには

掻破行動ノートをつける

かいていることに気づいたら、その都度、時間、かいた部位、状況などを書き込みます。就寝と起床時間、食事などの生活習慣も記録しましょう。

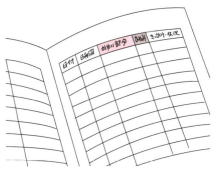

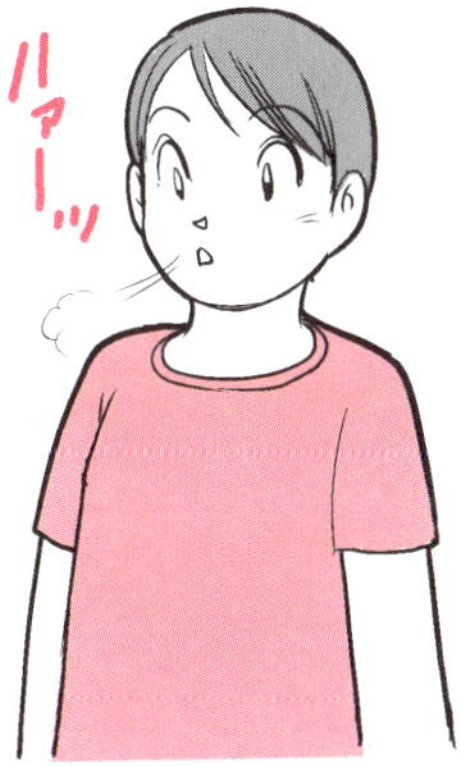

お茶を飲む

コーヒーや紅茶、緑茶などを飲んで気分転換を!

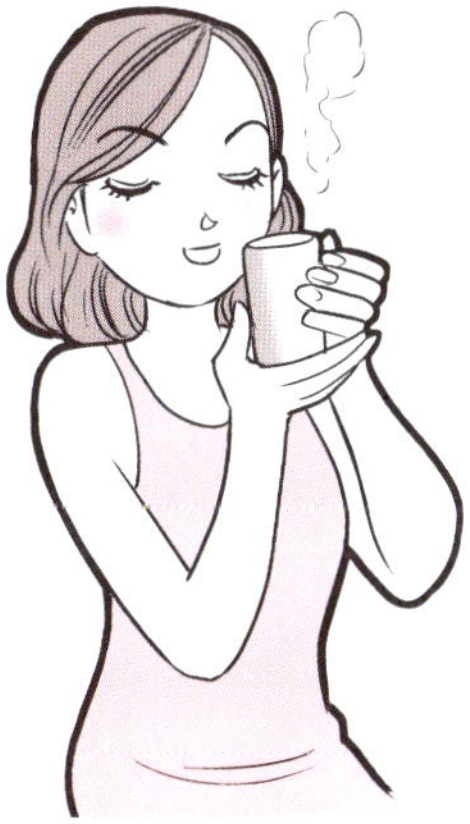

ゆっくり息を吐く

ゆっくり息を吐くことでリラックスします。また、かいているのに気づいたら、すぐに手を組んでとめましょう。

のんびり1駅歩いて帰る、帰ったらシャワーを浴びて、やさしくていねいに薬を塗ることを習慣にするのもよいでしょう。掻破行動に代わる習慣を考え実践しましょう。このようにして掻破行動が減ると目に見えて皮膚の症状は改善します。

コラム 3

掻破《そうは》行動ノートによって、嗜癖《しへき》的掻破行動を自覚できる

大人のアトピー性皮膚炎やニキビなどで、嗜癖的掻破行動がみられる場合には、「掻破行動ノート」（109ページ）を記録することが、掻破行動を減らし、皮膚炎の悪化を防ぐ大きな手助けとなります。

実際、多くの患者さんが、掻破行動ノートを書きはじめると、掻破行動を強く自覚できるようになります。かいているほとんどが、「かゆくないのに、なんとなくかいている」ということを自覚できるのです。そして、かくことをやめようと意識するようになります。

また、掻破行動ノートを書くことで、自分の掻破パターンもわかるので、かきたくなる気持ちをコントロールしやすくなります。ただし、無理して掻破行動を断とうとすると、逆にストレスになることもあるので、注意が必要です。

「イライラすると、ついかいてしまう」という場合には、なんらかのストレスを抱えているケースが多いのです。

家族の問題、とくに親との葛藤や、家族同士のいさかい、あるいは職場の上司とそりが合わない、職場の部署異動、友人や隣人とのトラブルなど、人間関係によるストレスが多く見受けられます。また、進学や就職、結婚、妊娠、出産、昇進など、周囲からみれば、喜ばしい、うらやましいと思われる出来事も、生活や環境の変化はストレスとなって、健康に悪影響を及ぼすことがあります。

こうした精神的なストレスをひとつずつ自覚していくことも、嗜癖的掻破行動を軽減し、皮膚トラブルを改善するためには大切なことです。

第4章

皮膚科での治療とステロイド外用薬の使い方

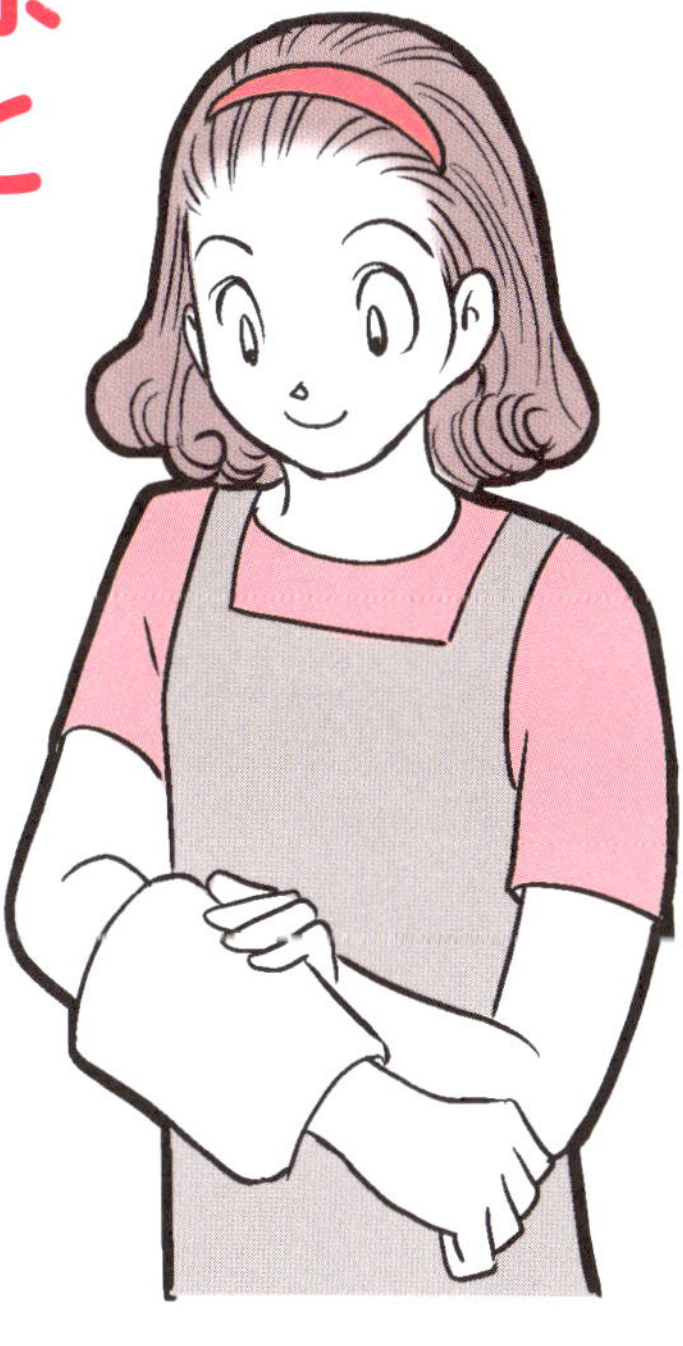

かゆみや発疹《ほっしん》があるときは、皮膚科を受診する

体にかゆみや発疹などの皮膚トラブルがあるときは、一般皮膚科を受診します。医療の専門化が進むなか、皮膚科の中でも「アトピー外来」「アレルギー外来」「水虫外来」など、専門の皮膚科医が診察と治療をする「専門外来」を設置する病院も増えています。

皮膚疾患の治療で大切なのは、その原因を探り、自分に適した治療をきちんと行うことです。自己判断から市販薬で対処していると、症状がなかなか治らなかったり、悪化してしまったりすることもあるため、早めの受診をおすすめします。

また、ニキビ痕《こん》、シミ、シワ、ソバカス、くすみ、たるみ、ほくろなど、病気以外の皮膚トラブルに悩んでいるときは、美容皮膚科を選ぶこともできます。美容皮膚科というのは、皮膚科医がレーザー治療やケミカルピーリング※などを専門に行います。ただし、美容目的である場合、健康保険が摘要されないことがあります。治療内容や副作用、料金、治るまでには何回くらいの施術が必要なのかなど、事前に確認しておきましょう。

※ケミカルピーリング：皮膚表面に酸性の薬剤を塗布して、角質を溶かして除去する治療法。

皮膚科を受診する

皮膚疾患が皮膚以外の病気が原因のこともあります。皮膚科と同時に、ほかの診療科（内科や婦人科、心療内科など）での検査、治療が必要なこともあります。

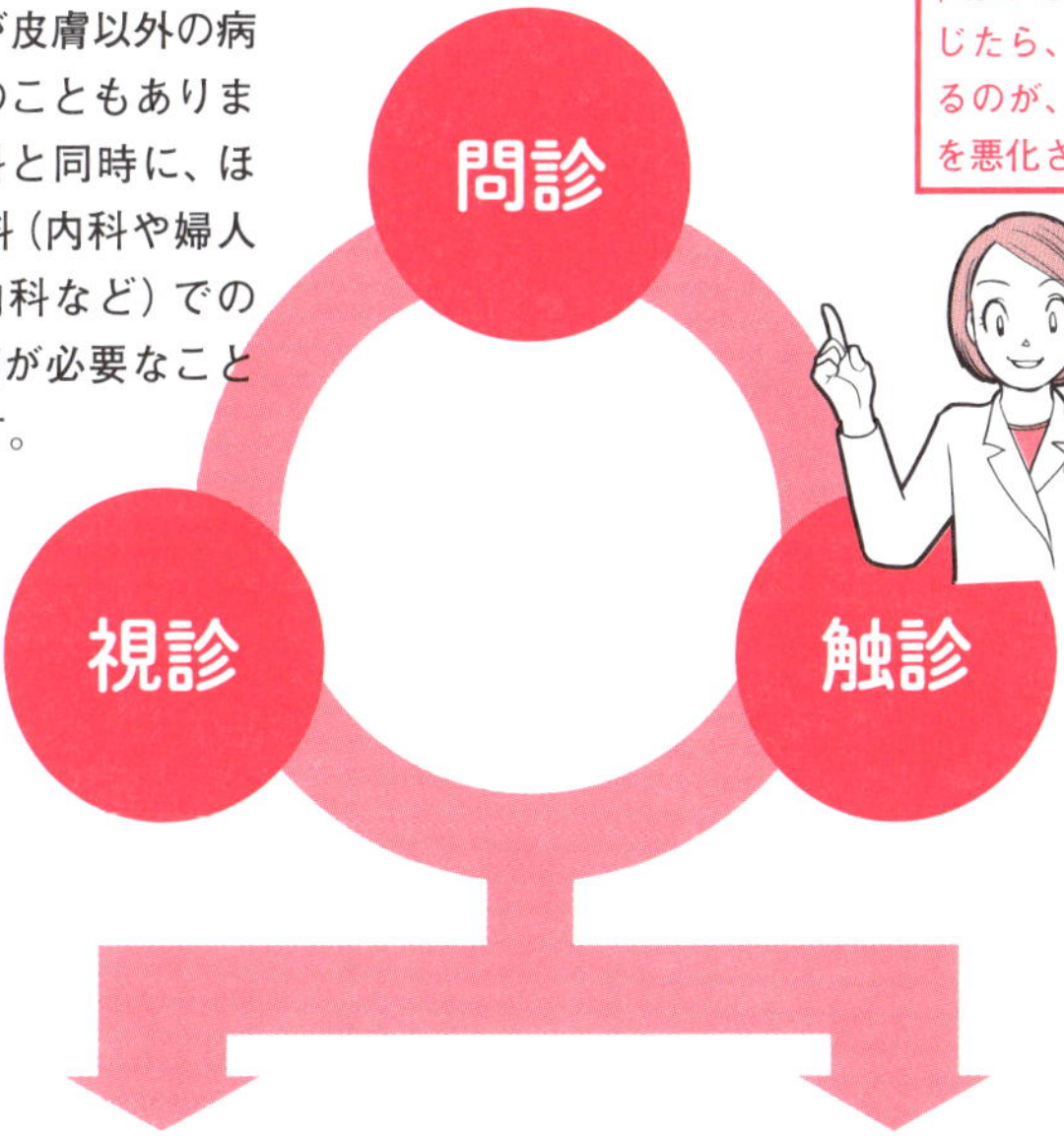
問診
視診
触診

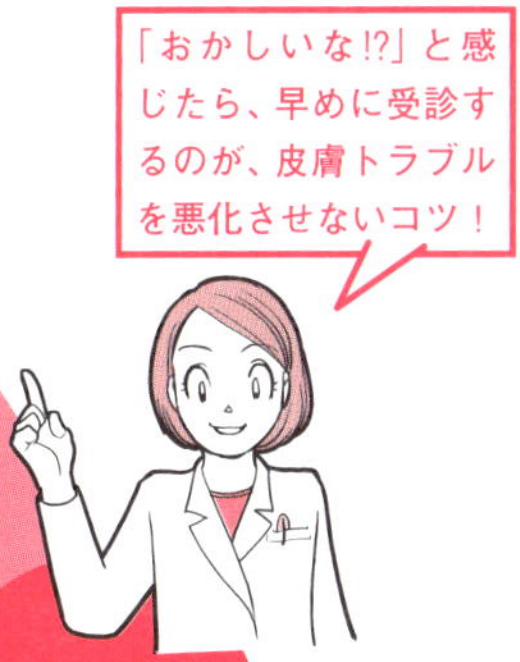
「おかしいな!?」と感じたら、早めに受診するのが、皮膚トラブルを悪化させないコツ！

診断がつかない
状態を調べる必要がある
↓
詳しい検査
↓
治療、生活指導

診断
↓
治療、生活指導

皮膚疾患について詳しく知りたいときは…

- 日本臨床皮膚科医会 http://www.jocd.org/
- 公益社団法人日本皮膚科学会 http://www.dermatol.or.jp/

皮膚症状が、いつ、どうなったかを医師に正確に伝えよう

皮膚トラブルの場合、その多くは「問診」「視診」「触診」で診断がつきます。それだけでは、診断がつかない、あるいは状態を調べる必要がある場合に「検査」を行います。

かゆみが伴うときは、とくに問診が重要です。ところが、かゆみの程度を上手に伝えるのは、なかなか難しいものです。また、蕁麻疹《じんましん》のように受診するときには、ほとんど症状が消えているということもあります。そこで、問診では「いつ？」「どうなった？」「その症状はどのくらいの時間で消えた？」ということを正確に伝えることが重要です。伝えたい内容を忘れないために、メモをしておくとよいでしょう。

内臓疾患の場合は、血液検査、X線や超音波（エコー）、MRI（磁気共鳴画像）などの画像検査を行い、異常をみつけることからはじまります。しかし、病変が目に見える皮膚疾患の場合には、患者さんの話をよく聞き、実際に皮膚を目で見て、なにが起こっているのかを読み解くことが皮膚科医の役割となります。

おもな皮膚科的検査

顕微鏡検査

水虫の原因となる白癬《はくせん》菌、カンジダなどの真菌や、細菌、ウイルス感染、寄生虫などの有無を調べる検査です。病変部表面を少量取り、顕微鏡で確認します。

ダーモスコピー検査

皮膚の表面をダーモスコープを用いて10～30倍に拡大して観察する検査。おもに悪性腫瘍の鑑別に使われます。

皮膚生検

皮膚腫瘍の、良性、悪性の判断、皮膚病の診断確定のための検査です。局所麻酔のあと、皮膚の一部を小さく切り取り標本をつくり、組織の状態を詳しく顕微鏡で検討します。

光線検査

光線過敏症が疑われる場合、ＵＶＡやＵＶＢなどの紫外線や可視光線を皮膚に照射し、反応を検査します。

アレルギー検査

血液検査	採血して血液中の特異的IgE抗体を調べられます。
パッチテスト	かぶれや金属アレルギー、薬疹など、遅延型アレルギーの原因を探る検査です。被疑物質を直接皮膚に貼りつけ、2日後、3日後、7日後などに判定します。
スクラッチテスト	蕁麻疹やアナフィラキシーなど、即時型アレルギーの原因を探る検査です。注射針先で皮膚を傷つけたあと抗原液を滴下し、15分後以降に観察します。
経口負荷試験	食物や薬剤などを経口摂取してアレルギー反応の有無をみます。確実な方法ですが、アナフィラキシーを起こす場合もあり、入院して行うことが多いです。

特定のアレルギーに対する血液検査は参考程度に考えよう

アレルギーの検査といえば、血液検査をイメージする人が多いことでしょう。

血液検査は、血液中に特定の食品や花粉などのアレルゲンに対して、アレルギー反応を起こす物質「IgE抗体」があるかないかを調べる検査です。これは即時型アレルギーのみに反映し、遅延型アレルギーには反映されません。また、血液検査で「陽性」を示す物質でも、アレルギー症状を起こさない人がたくさんいます。逆に、「陰性」を示す物質にアレルギーを起こすこともあるのです。とくに、食物アレルギーの診断は非常に難しく、血液検査だけを鵜呑みにして厳格な食事制限をはじめることは危険です。血液検査で陽性であるということで、その食品を食べられないことを示しているわけではありません。

血液検査は、食物アレルギーを調べるために有効な手段ですが、これだけでは診断できないということを理解しておきましょう。皮膚科では、血液検査を積極的に行わないところもあります。検査結果は、自己判断せずに主治医に相談しましょう。

アレルギーの原因となるもの

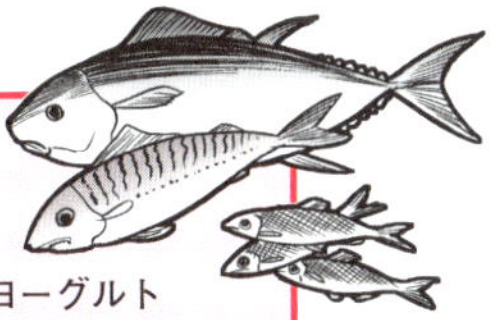

食品

卵類
卵白、卵黄

肉類
豚肉、牛肉、鶏肉、羊肉

乳製品
牛乳、チーズ、バター、ヨーグルト

魚介類
サバ、マグロ、サケ、タラ、イカ、タコ、エビ、カニ、カキ、アサリ、ホタテ、タラコ、イクラ

豆、種子類
大豆、ピーナッツ、アーモンド、クルミ、ココナッツ、カカオ、マスタード、ゴマ

野菜類
トマト、ニンジン、ホウレンソウ、セロリ、ナス、カボチャ、ヤマイモ、タケノコ、マツタケ

穀物類
小麦、大麦、ライ麦、オート麦、トウモロコシ、米、そば

酒類
ワイン、ビール（ビール酵母）

果物類
オレンジ、イチゴ、キウイフルーツ、メロン、アボカド、バナナ、マンゴー、モモ、グレープフルーツ

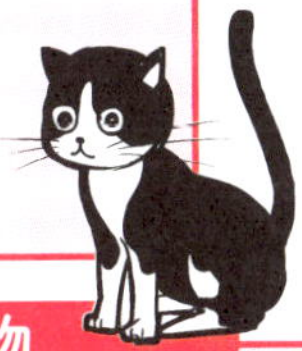

植物

樹木花粉
スギ、ヒノキ、ブナ、マツ、カエデ、クワ、アカシア、オリーブ

イネ科植物花粉
アシ、ハルガヤ、ギョウギシバ、ホウムギ、コムギ、オオアワガエリ

雑草花粉
ブタクサ、ヨモギ、フランスギク、タンポポ、イラクサ、アキノキリンソウ、シロザ、ヘラオオバコ

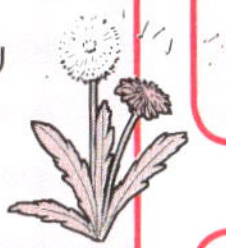

動物
猫や犬のフケ、馬や牛のフケ、ハトの糞、セキセイインコの糞や羽毛、ニワトリの羽毛、モルモット、ハムスター、マウス、ウサギ

昆虫
ミツバチ、スズメバチ、アシナガバチ、ヤブカ、ガ、ユスリカ（成虫）、ゴキブリ

真菌、細菌
カンジダ、黄色ブドウ球菌、トリコフィトン

カビ

寄生虫（回虫）

ハウスダスト（室内塵）

薬剤

皮膚トラブルは、3本柱の治療でコントロールする

問診や診察、検査の結果から原因が特定され、どのような皮膚トラブルなのか、診断がされます。そして、症状に適した治療方針が決まります。この際に原因が特定できないと、予防ができないだけでなく、重症化することもあります。だからこそ、問診は重要なのです。診断の結果、意外な原因が判明することもあります。治療の基本となるのが、**①かゆみや炎症の原因を取り除く**、**②薬を上手に使う**、**③行動を変える**、の3本柱です。まずは、かゆみの原因を認識して取り除く、あるいは回避していきます。次に、皮膚のかゆみや炎症を抑えるために、ステロイド外用薬を中心とする薬物療法を行います。さらに、かゆみの悪循環に陥らないために、かゆみを抑える抗ヒスタミン薬や抗アレルギー薬の内服も効果的です。そして、かきたいという衝動による「掻破《そうは》行動」を断ち切ることも必要不可欠です。高い目標をつくって自分を追い込まないようにする、好きなことや楽しいことをみつけて、息抜きをするなど、かくこと以外でストレスを解消します。

治療の3本柱

かゆみや炎症の原因を取り除く

まずは、かゆみの原因を突き止めます。
原因を認識し、できるだけ回避していきましょう。

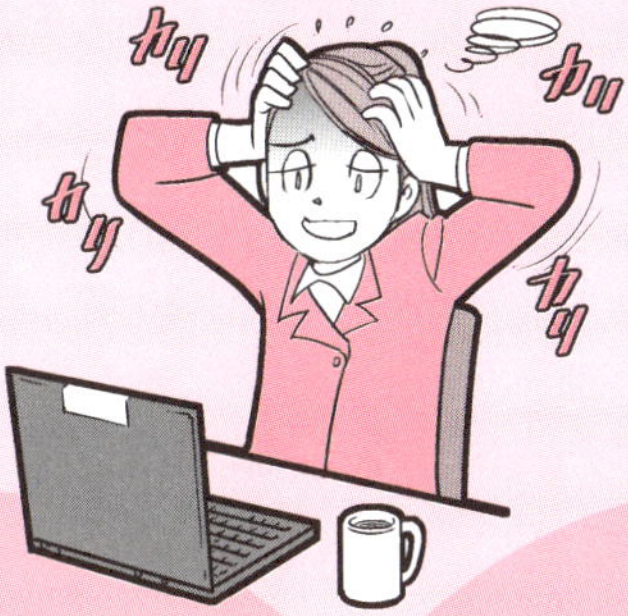

薬を上手に使う

症状に適した外用薬や
内服薬などを上手に使って、
かゆみを抑制します。
十分な治療効果を
得るために、
薬の使用方法を
守りましょう。

行動を変える

かゆみの悪循環を
断ち切るためには、
かかないこと。
かきたい衝動にかられたら、
まずは深呼吸を。
そして、かくこと以外の行動で
ストレス解消をはかりましょう。

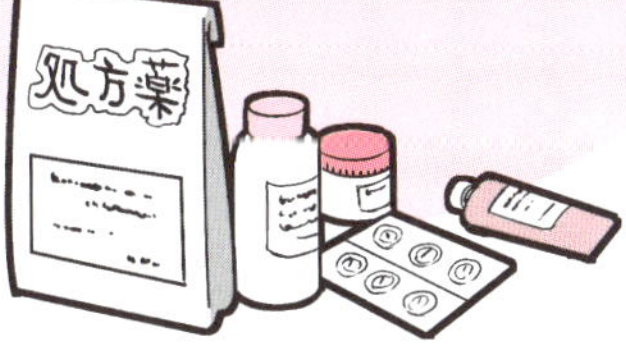

治療の最終目的は、薬がなくても、
かゆみをセルフコントロールでき
るようになることです。

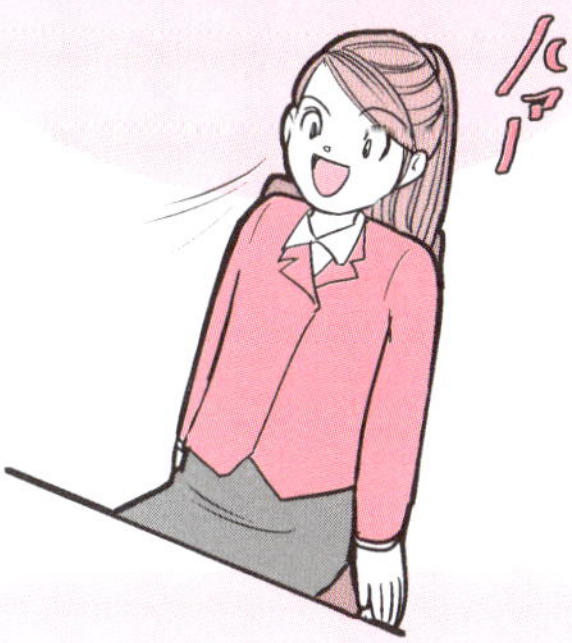

かゆみや炎症を抑えるのは、ステロイド薬が効果的

薬物療法では、注射や点滴、外用薬、内服薬、保湿剤などを用いて症状を軽減します。

外用薬には、皮膚の炎症を抑えるステロイド外用薬、タクロリムス軟膏、乾燥を防ぐ保湿剤などがあります。かゆみが強い場合には、抗ヒスタミン薬や抗アレルギー薬などの内服薬を併用します。

湿疹《しっしん》や皮膚炎などでは、ステロイド外用薬を使用することで、短期間で炎症を改善することができます。1週間治療しても改善しない場合は、ステロイド外用薬の強さや塗る回数、スキンケアを再確認するとともに、別の原因を探る必要もあります。ステロイド外用薬の目的は、局所的に作用させ、短期間できっちり治療することです。効果の低い薬をだらだら使用していると、症状の悪化、治療の長期化や慢性化をまねき、黒ずんだ湿疹の痕《あと》が残ってしまうことがあります。ただし、ステロイド外用薬は、真菌やウイルスによる皮膚感染症には効果がないため、それぞれに適した薬を使用します。

おもな薬の種類

炎症を抑える外用薬

ステロイド外用薬

皮膚科治療の中心となる薬。抗炎症作用により症状を抑え、かゆみもやわらげます。

タクロリムス軟膏

免疫抑制作用により、かゆみや炎症を抑えます。

かゆみを抑える内服薬

抗ヒスタミン薬、抗アレルギー薬

アレルギー症状が起きたときの対処法として使用する薬。ヒスタミンレセプターを阻害して、かゆみを抑えます。原因物質がヒスタミンでない場合は、効果が期待できません。

ステロイド薬

抗炎症作用によりかゆみを抑えますが、副作用もあるので注意が必要です。

病原体の増殖を抑える抗生物質

真菌（カビ）、細菌、ウイルスなどの病原体の感染によって起こる皮膚感染症は、それぞれに適した抗生物質を使い、病原体の増殖を抑え、治療します。

- 抗真菌薬……水虫、タムシ、カンジダ症など。
- 抗菌薬……ニキビ、おでき、とびひなど。
- 抗ウイルス薬……帯状疱疹《たいじょうほうしん》、口唇ヘルペスなど。

乾燥を防ぐ保湿剤

皮膚の炎症が治まったあとや皮膚の乾燥が気になる場合に、保湿ケアをします。

- 油脂性軟膏……白色ワセリン、プロペトなど。
- 尿素クリーム……ウレパールなど。
- ヘパリン類似物質製剤……ヒルドイドローションなど。

ステロイド外用薬への誤解！正しく使えば怖くない!!

ステロイド薬と聞くと、「皮膚が黒くなる!?」「副作用が強い!?」と不安を抱き、薬の使用を忌避する人が少なくありません。

ステロイド薬は、開発されてから50年以上が経ち、世界中の医療現場で使用されていて、薬の特性や副作用は十分に認知されています。したがって、医師の指示どおりに使用すれば安全です。

ステロイドは、もともと私たちの副腎（両方の腎臓の上にある）という臓器から、毎日一定量を分泌されている副腎皮質ホルモンのことです。これをもとに人工的につくられた薬が、ステロイド薬なのです。

ステロイドは、糖代謝や脂質代謝、骨などにかかわり、とくに炎症抑制作用と免疫抑制作用に優れた効果を発揮します。その作用が強くはたらきすぎると副作用としてあらわれます。たとえば、免疫抑制作用によってアレルギー反応を抑えてくれるのはよいのですが、

ステロイド外用薬の副作用

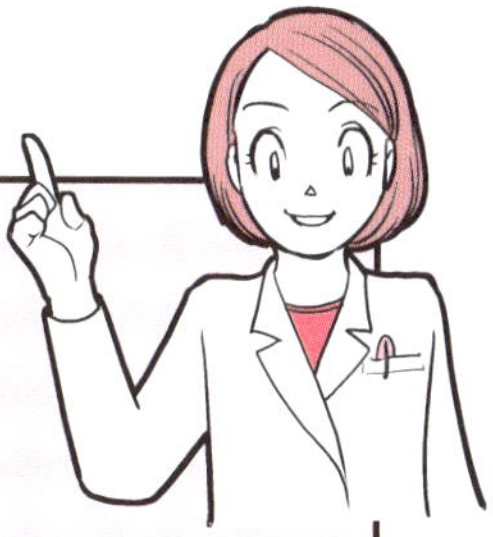

外用薬を長期間連用した場合

- □ 皮膚が薄くなる（皮膚萎縮）
- □ 皮膚が赤くなる（毛細血管拡張）
- □ 毛が伸びて濃くなる（多毛症）

正常な免疫反応も抑えてしまい、内服薬を長期に使用すると免疫力が低下します。

しかし、外用薬はステロイドの量が少なく、全身的に、免疫反応を抑制することはありません。

皮膚が黒くなるのは、炎症が治まったあとに生じる色素沈着であって副作用ではありません。

ステロイド薬は、炎症を抑制する薬です。したがって、炎症が治まったら使用を中止します。副作用の多くは、自己判断で、使用量を増減したり、急に中止したりするなど、間違った使用方法で起きています。

ステロイド外用薬を使用するにあたっては、専門医の指示にしたがって使用してください。

ステロイド外用薬は、すりこまないで十分な量を塗る

ステロイド外用薬は、通常、数日から1週間程度で効果があらわれます。正しい使用方法を守ることで、十分な治療効果を得ることができます。

外用薬を塗る回数は、1日2~3回を目安にします。使用する前の準備として、患部の汚れを落として清潔な状態にします。夜であれば、入浴したあとに塗ると、皮膚への浸透性が高まって効果的です。体のほてりが、おさまってから塗りましょう。

使用量としては、約0・5gを大人の手のひら2枚分の患部に塗り広げます。「0・5gは少し多いな?」と感じるでしょうが、外用薬はたっぷり塗ることで十分な効果が得られます。逆に、使用量が少なすぎると効果が得られません。強くすりこむと、皮膚に刺激を与えて炎症が悪化してしまうので、やさしく塗りましょう。

約0・5gというのは、ステロイド外用薬を塗るときの使用量です。ステロイド薬以外の外用薬を使用する場合には、必ず主治医に確認しましょう。

ステロイド外用薬の種類と正しい使い方

ステロイド外用薬の正しい使い方を覚えて、
短期間で皮膚症状を改善しましょう。

point ① いろいろな剤形がある

皮膚炎の状態や部位、使用感などを考慮して使い分けます。

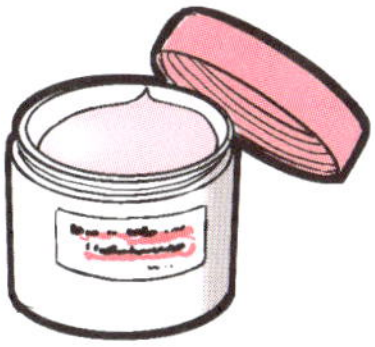

軟膏

刺激が少なくて保護作用は強いので、どのような場合も使用できる。

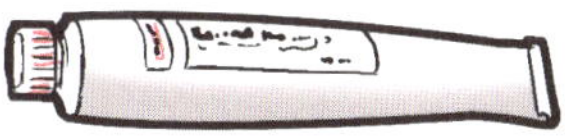

クリーム

乾いていて、傷のない患部に。

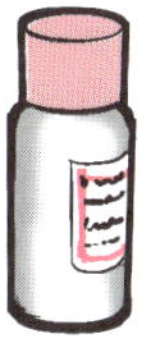

ローション（液体）

有髪部分や広範囲の使用に。

point ② 5種類の強さがある

炎症に対する効果の強さによって５種類のランクに分類されています。症状と部位、年齢などを考慮して選びます。

強い ↑ 薬の強さ ↓ 弱い

Ⅰ群	最も強い	ストンゲスト（Strongest）	医療用医薬品
Ⅱ群	とても強い	ベリーストロング（Very Strong）	医療用医薬品
Ⅲ群	強い	ストロング（Strong）	医療用医薬品・一般用医薬品
Ⅳ群	中程度	ミディアム（Medium）	医療用医薬品・一般用医薬品
Ⅴ群	弱い	ウィーク（Weak）	医療用医薬品・一般用医薬品

point ③ ステロイド外用薬の使用量の目安

人差し指の先端から第１関節（約２cm）の長さまで、チューブから絞り出した量を「１ＦＴＵ（finger tip unit）」といいます。

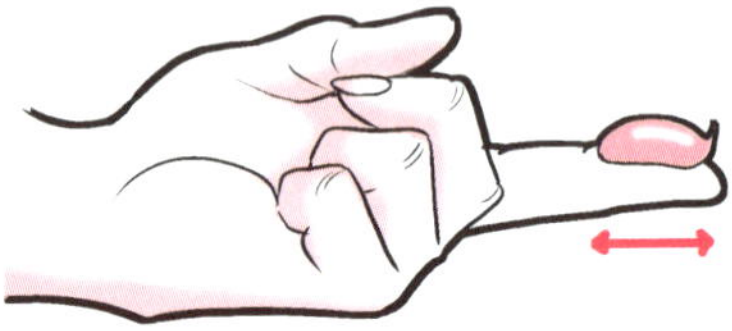

軟膏、クリーム

1FTU＝約0.5g
（成人）

ローション

手のひらに
1円玉くらいの大きさの
量が0.5gです。

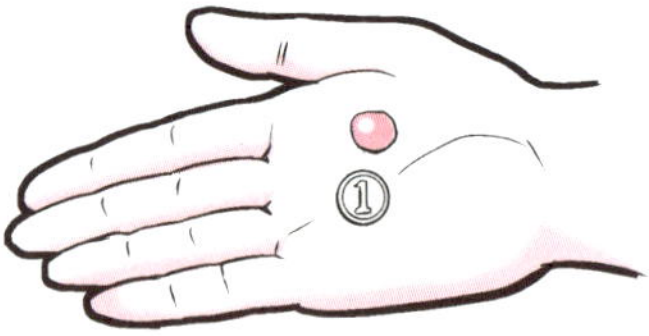

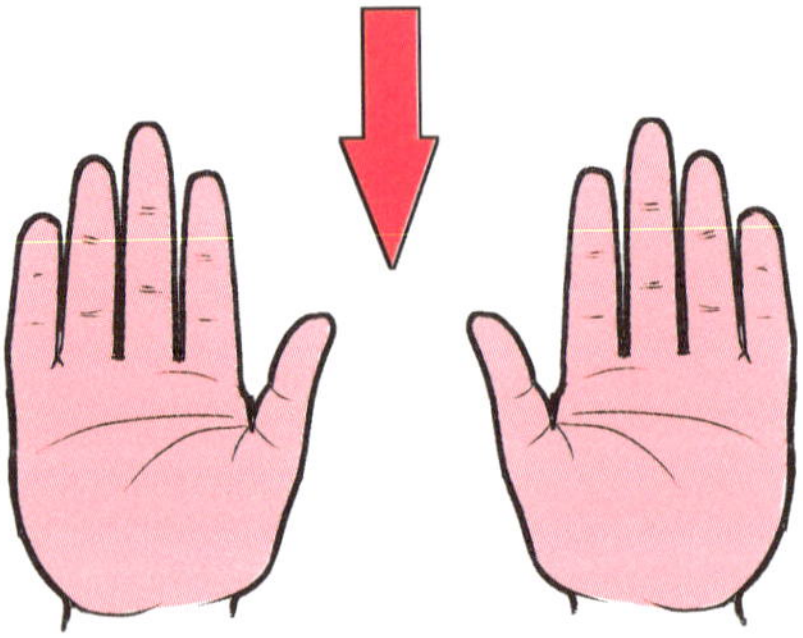

1FTUで、手のひら
約2枚分に塗れます。

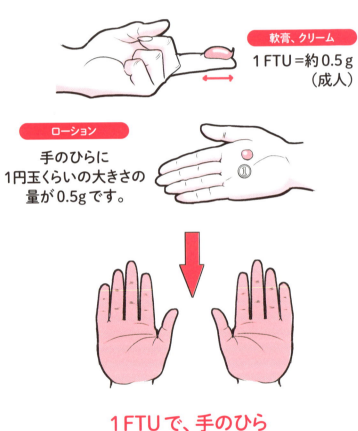

point④ 塗る回数

１日２～３回、適量を患部に塗ります。１週間経っても、ステロイド外用薬の効果がみられない場合は、主治医に相談しましょう。

point⑤ 塗り方

患部はなるべく清潔な状態にしてから塗ります。塗り方の基本は、適量を指の腹を使って患部にやさしく塗りひろげます。患部が湿潤している場合は、ステロイド外用薬を薄く伸ばしたガーゼで患部を覆って保護します。

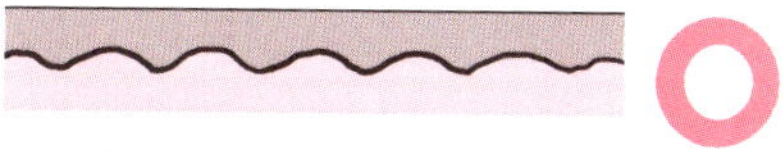

外用薬は多めにのせるように伸ばす

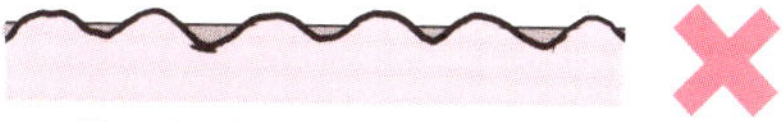

塗り方が薄すぎると、患部に十分に薬がゆきわたらない

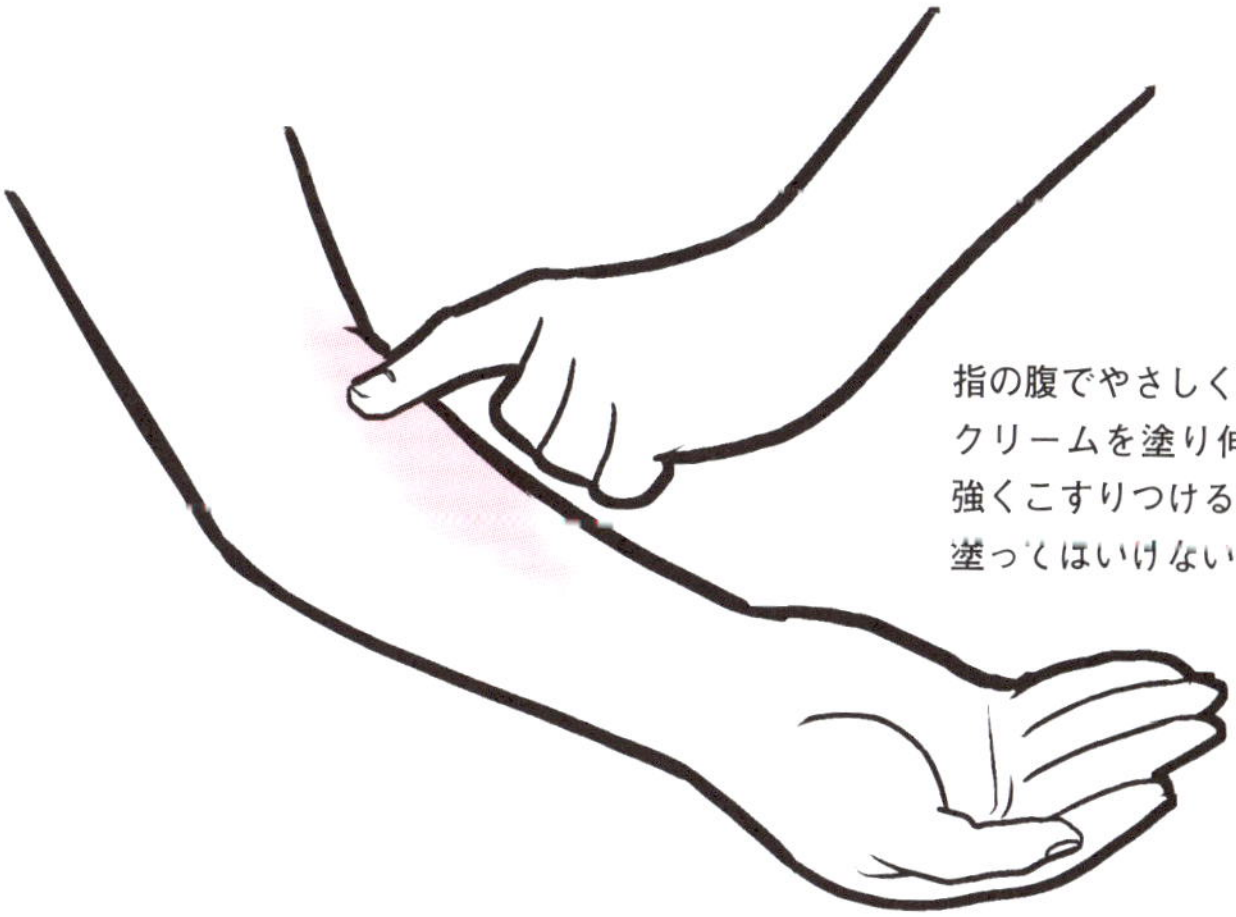

指の腹でやさしく軟膏やクリームを塗り伸ばす。強くこすりつけるように塗ってはいけない

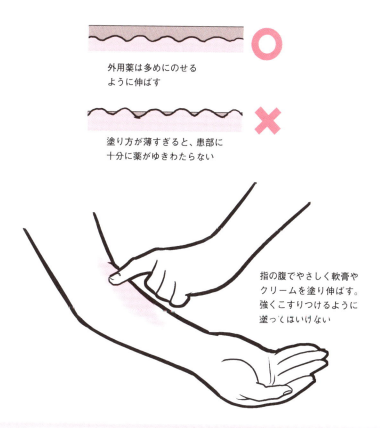

慢性的な皮膚トラブルには、漢方薬を併用することも

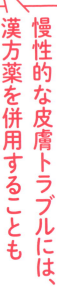

さまざまな皮膚疾患の治療に、西洋医学的治療や外用薬で効果がみられない場合に、漢方薬を併用することで効果が得られることがあります。

西洋薬と漢方薬の大きな違いは、西洋薬は化学的に合成されたもので、症状に直接的に作用します。

一方、漢方薬は自然の薬草や物質（生薬）を組み合わせた処方を、皮膚だけでなく、顔色や爪、舌などを診て、体質、体力、心身の状態など……を総合的に診断して選びます。どういうことかというと、同じ皮膚症状であっても、その人の体質に合わせて違った漢方薬が処方されるのです。

医療用漢方製剤が開発され、それが健康保険の適用になったことで、手軽に利用できるようになりました。漢方薬は副作用がない、作用がおだやかというのは誤解です。信頼できる専門医の診断のもとで、服用するようにしましょう。

皮膚トラブルに効果的な漢方薬

アトピー性皮膚炎	白虎《びゃっこ》加《か》人参《にんじん》湯《とう》	湿疹《しっしん》、皮膚炎によるかゆみがあるときや、初期の糖尿病で喉が渇くときにも使用されます。全身の熱を冷まし、ほてりや多尿、口渇、乾燥を鎮めます。
	消風散《しょうふうさん》	患部に熱感があり、ジュクジュクした湿潤や発赤、激しいかゆみ、あせも、水虫などがあるときに使用されます。温熱を鎮めます。
	黄連《おうれん》解毒《げどく》湯《とう》	消炎作用や解熱作用があり、熱を持った症状に使用されます。イライラして落ち着かない、胃や胸のあたりにモヤモヤしたつかえがあるときにも有効です。
	温清飲《うんせいいん》	激しいかゆみ、肌あれ、皮膚の浅黒く、肌あれがあるときに使用されます。上半身ののぼせや血行障害などからくる足の冷えなどにも有効です。
	柴胡《さいこ》清肝湯《せいかんとう》	アレルギー体質の改善などに有効です。また、神経質で怒りっぽい、情緒不安定、不眠などの症状があるときにも使用されます。
ニキビ	清上防風湯《せいじょうぼうふうとう》	顔が赤く炎症の強いニキビが多くあり、便秘傾向がある場合に効果があります。
	荊芥連翹湯《けいがいれんぎょうとう》	化膿したニキビが多く、皮膚が浅黒く筋肉質で手足に多汗傾向がある場合に処方されます。
	十味《じゅうみ》敗毒湯《はいどくとう》	赤みの強いニキビが散在、顔以外にある場合にも有効で、かゆみの強い急性の湿疹、蕁麻疹など皮膚疾患に広く処方されます。
	桃核承気湯《とうかくじょうきとう》	赤ら顔で、足は冷えるがのぼせやすく、肩こり、月経時にイライラする、便秘がちなどの場合に効果的です。
乾燥肌	当帰飲子《とうきいんし》	激しいかゆみがあり、ジュクジュクした湿潤が少なく、皮膚が乾燥傾向にあるときに使用されます。高齢者のかゆみに使われる代表的な薬です。
	四物湯《しもつとう》	乾燥した皮膚に潤いをもたらすため、肌あれや乾燥が目立つ湿疹、皮膚炎に使用されます。とくに、貧血気味で手足が冷える人に適しています。

市販の漢方薬を入手する際には、
必ず主治医や漢方薬局の薬剤師に相談しましょう。

ストレスによる嗜癖《しへき》的掻破《そうは》行動は心のケアが必要となることも

皮膚症状にストレスの影響が疑われる場合には嗜癖的掻破行動（36ページ）を考慮する必要があります。これは皮膚の所見から診断することができます。

嗜癖的掻破行動の治療は、①嗜癖的掻破行動が皮膚疾患の発症悪化の原因であることを認識、②自身の掻破行動を自覚、③掻破行動の離脱（やめること）、というように進めていきます。掻破行動を自覚するだけでやめられる場合もありますが、ストレスに向き合い問題を解決していけるようになることが離脱を維持するために必要です。

イライラすると、つい頭をかいたりすることはだれでもあることでしょう。どんな場合でもかけば皮膚は傷みます。かいていることに気づいたら、まず両手を組んで止めましょう。そして、ゆっくり長く息を吐きます。ゆっくりした呼吸でリラックスしたら、心が抱えている問題に目を向けましょう。まず衣食住や生死に関わるような困りごとはありますか。当面困っていることはないけれど、心はつらくてたまらないのではありませんか。

嗜癖的掻破行動のおもな診断的所見

- □ 顔面に左右対称の発疹《ほっしん》がある。
- □ 発疹がかきやすい部位、手の届く範囲に限られる。
- □ 爪郭や指関節背面の色素沈着と肥厚。（親指以外）
- □ 親指以外の爪甲が光る。

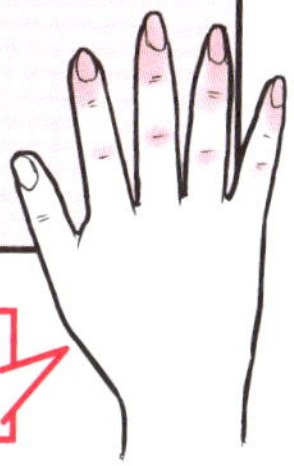

親指以外の４本の指をそろえて、こするようにかくため、爪甲が磨かれてピカピカに光っている。

でも、なんでもちゃんとやらなくては、絶対に負けられない、恥はかけない、皆の期待に応えなくては、だれにも非難されないように、と自分を追い込んでいないでしょうか。また、弱音を吐いてはいけない、迷惑をかけてはいけないとなんでも自分で抱え込んで身動きがとれなくなっていませんか。「絶対～ねばならぬ」と不必要に高い目標で自分を縛っていないか見直してみましょう。人と比べて競うような価値観や全か無かといった完璧主義的な考え方を見直すだけでもストレスは軽くなるものです。とりあえず「必要なことができていればよし！」としましょう。優先順位をつけて、あせらず今できることから少しずつ解決の道を考え、実践して行きましょう。

冷やすとかゆみは緩和される！かきこわし対策は爪を短く切る!!

ここで、自分できる「かゆみの応急手当」と「かきこわし対策」を紹介します。

かゆいときは、患部をかかずに冷やしましょう。冷やして皮膚温をさげることで、かゆみを感じにくくするという方法です。タオルを冷たい水で濡らしてしぼり、患部にあてて冷やします。水を入れたビニール袋に氷をひとつ入れて氷のうをつくり、患部にあてるのもよいでしょう。ただし、氷水や保冷剤を患部に直接当てるのは禁物です。皮膚を冷やしすぎると、凍傷のようになることがあります。また、部屋の空調は、低めに設定し、少しひんやりするくらいのほうが、かゆみを抑えることができます。

昼間は忙しくて掻破《そうは》行動は抑えられていても、夜になると無性にかゆくなるという人が少なくありません。寝ている間に無意識のうちにかきむしってしまったときでも、皮膚へのダメージを最小限にするためには、左ページの「爪を短く切る」「布手袋をはめる」「患部をガーゼで覆う」などのかきこわし対策も有効です。一度、試してみてください。

皮膚のかきこわし対策

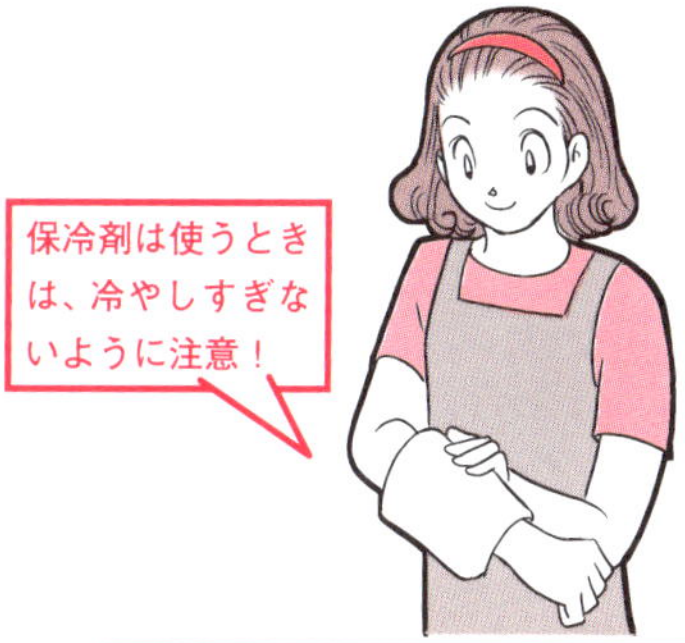
保冷剤は使うときは、冷やしすぎないように注意！

患部を冷やす

虫にさされたり、かゆみががまんできないという場合、応急手当として、患部を冷やすとかゆみがやわらぎます。ぎゅっとしぼった濡れタオル、保冷剤を乾いたタオルで包んで、患部にあてがいましょう。

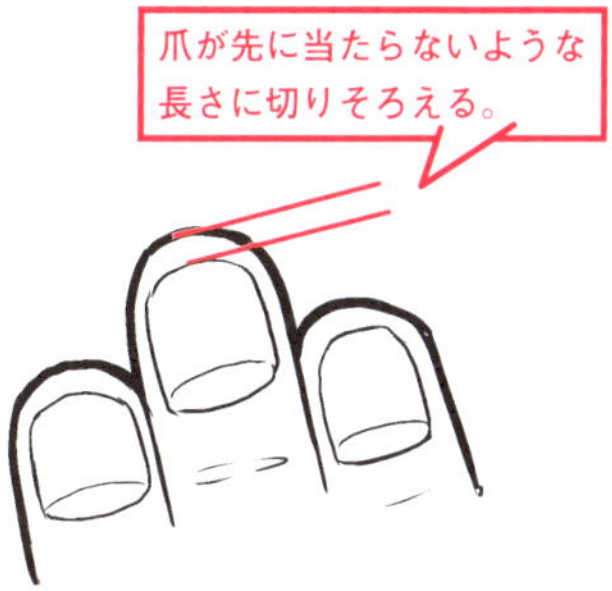
爪が先に当たらないような長さに切りそろえる。

爪を短く切る

引っかいたとき、爪が長いと皮膚は傷になります。そこで、丸い形に爪を短く切り、ヤスリをかけてなめらかにします。

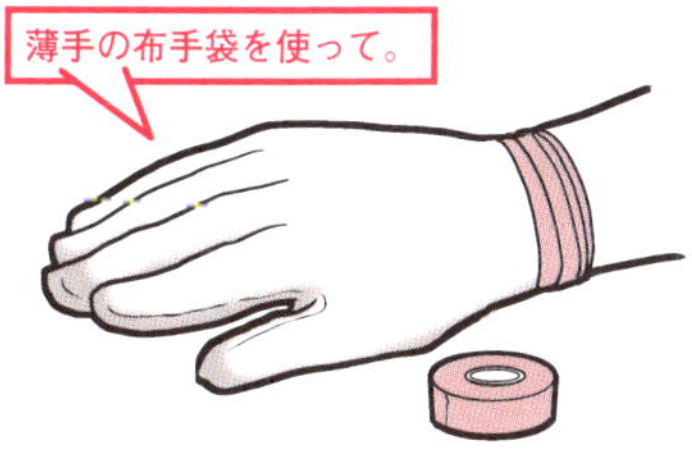
薄手の布手袋を使って。

布手袋をはめる

布手袋を着用して寝れば、かき傷の心配が減ります。手袋を取らないよう手首に紙ばんそうこうを巻くのも一案。面ファスナー付きの「引っかき防止手袋」も市販されています。

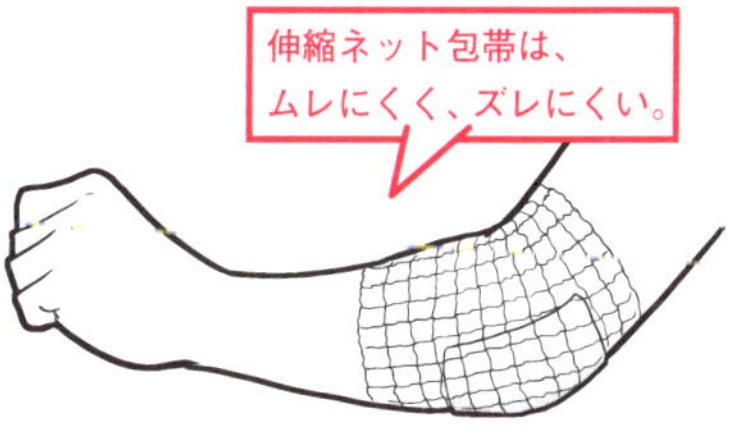
伸縮ネット包帯は、ムレにくく、ズレにくい。

患部をガーゼで覆う

外用薬を塗った患部にガーゼをあてて伸縮ネットで固定します。

コラム 4

虫さされがこじれて自家感作性皮膚炎になることも

Sさん（女性）は、蚊にさされた腕のかゆみがなかなか治まらず、引っかいているうちに、かきこわした傷から血が出て、その傷口に市販のかゆみ止め薬を塗りました。

すると、傷口にヒリヒリする痛みのような強いかゆみがあらわれ、赤みが広がりました。傷口は、夜も眠れないほど痛がゆくなり、かき続けているうちに熱を持ち、腫れてきたのです。かゆみと熱を抑えるために、保冷剤をあてて対処するのですが、いっこうにかゆみは治まりません。3日ほど経つと、顔や体のあちこちに小さな湿疹《しっしん》があらわれ、全身がむずがゆくて仕方ありません。

Sさんは、かきこわした傷口が悪化して1週間目に、皮膚科を受診しました。その結果、自家感作性皮膚炎（98ページ）と診断されました。Sさんの場合、蚊にさされた傷口にジュクジュクした強い炎症がみられ、その周囲には、引っかきすぎと、冷やしすぎによって、皮膚が硬く腫れあがり、紫色を帯びていたのでした。

自家感作性皮膚炎は、皮膚科診療でよくみられる皮膚疾患です。自家感作性皮膚炎に似た症状の皮膚炎はいくつかあり、別の皮膚炎と間違われてしまうことも少なくありません。

医師に正確な診断の必要性が問われるとはいえ、患者さん自身が、発症と症状の経緯をきちんと伝えられるかどうかも、非常に大切なことです。

自家感作性皮膚炎では、最初にかきこわした傷口（原発巣）があるか、そして小さな湿疹がどのように広がっていったのか、という症状を把握しておきましょう。

第5章

「3つのぱなし」にご用心！皮膚を守る正しいスキンケア

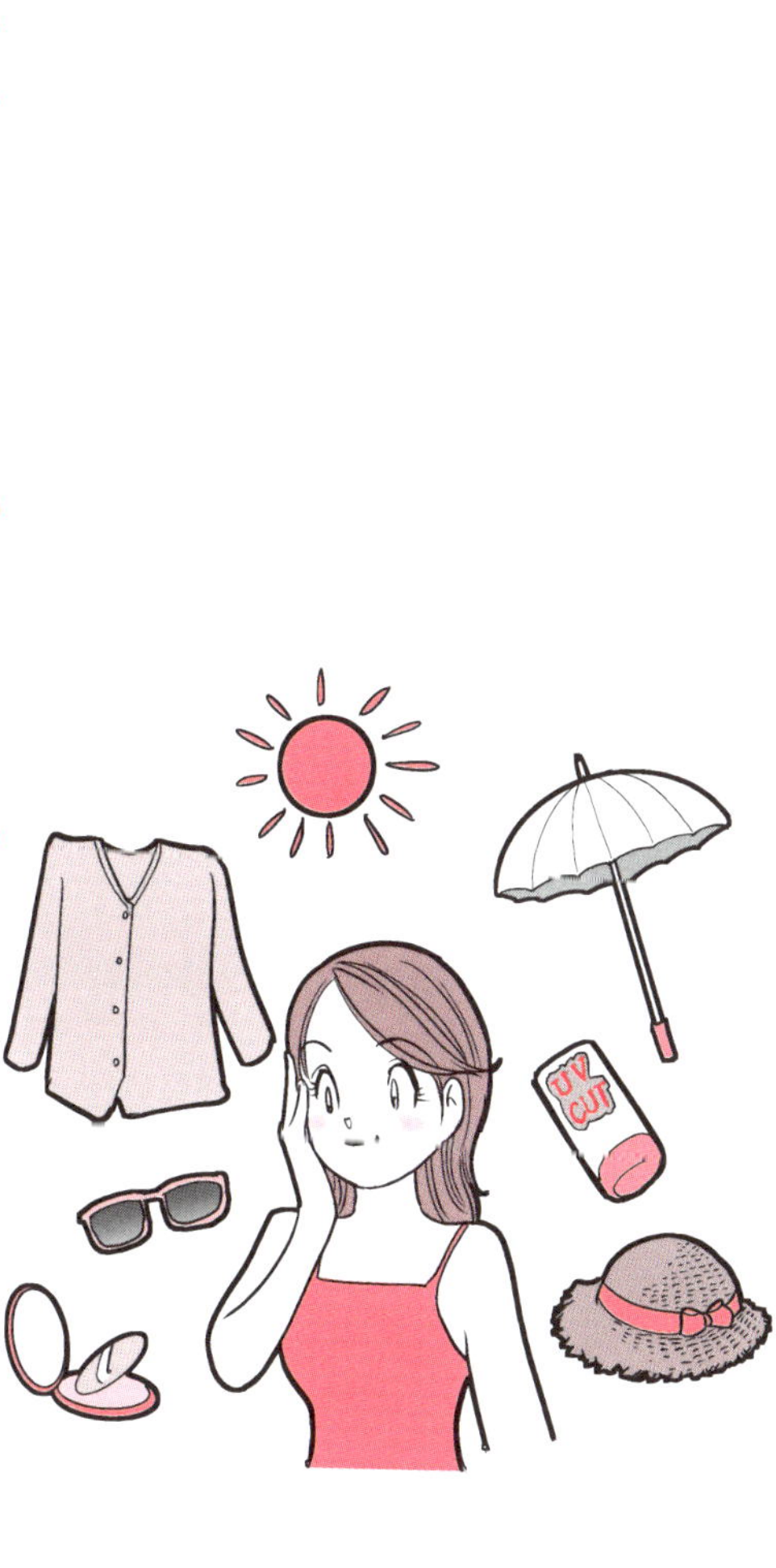

かゆみを助長する行動！「3つのぱなし」にご用心!!

スキンケアとは、「皮膚の構造と機能を損なわないように皮膚を守ること」です。角層には、潤いのある健康肌を保つために、バリア機能が備わっています。この機能を壊すのが、「汚れっぱなし」「濡れっぱなし」「こすれっぱなし」という「3つのぱなし」です。この3点に注意することで、皮膚トラブルはずいぶん軽減されます。第1の注意点は、汚れっぱなしです。皮膚に、角層(垢《あか》)や汗、皮脂、常在菌、尿、便などの「内因性汚れ」や、ほこり、化粧品、洗剤、食品などの「外因性汚れ」が残っていると、それが皮膚トラブルの原因になります。第2の注意点は、濡れっぱなしです。洗ったあと皮膚をよく拭かない、汗をかく、雨に濡れる、長時間の水仕事などが原因となって、角質層が乱れて乾燥や炎症が起こったり、水虫などの感染が起こりやすくなります。第3の注意点が、こすれっぱなしです。アカスリや乾布摩擦、かくことは皮膚を傷める最大の原因です。また、下着や衣類、ベルト、靴下のゴム、アクセサリー類などの締めつけやこすれで皮膚が傷み、トラブルが起こります。

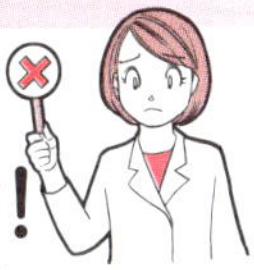

あなたの「3つのぱなし」をチェック!

1 汚れっぱなし

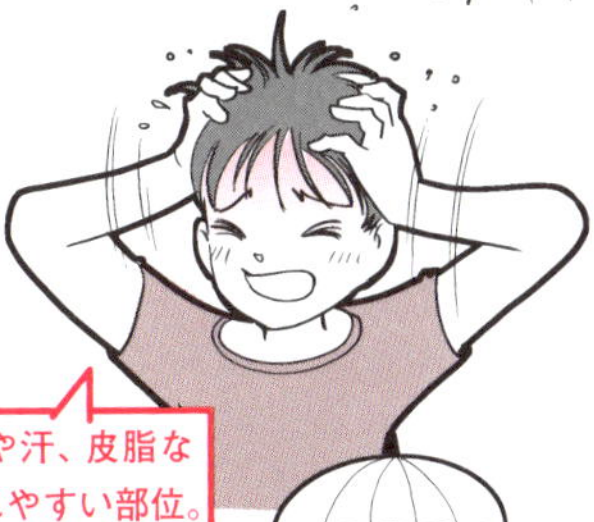

皮膚の汚れが積み重なると、ニキビや肌あれ、湿疹《しっしん》などの原因になります。適切な洗浄で汚れを落として、皮膚を清潔に保ちましょう。

ほこりや汗、皮脂など、汚れやすい部位。

2 濡れっぱなし

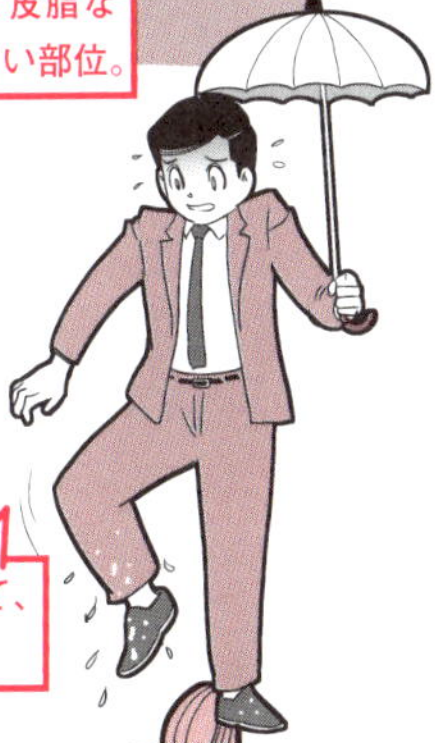

汗をかいて濡れたままにしていると、あせもになりやすくなります。入浴後などに髪や体、足もとが濡れたら、すぐにすみずみまでよく拭きましょう。下着は吸湿性のよい綿素材にしましょう。

雨で濡れた靴の中は蒸れて、水虫が増殖しやすい環境。

3 こすれっぱなし

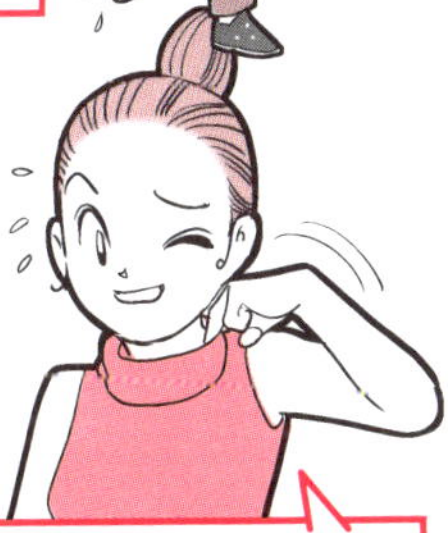

髪の毛先が首や背中にあたってチクチクする、羊毛のハイネックセーターが首にふれてかゆくなる、服のタグがこすれて気になる……。首は皮膚が薄く、常に刺激を受けていると、炎症を起こしやすくなります。

モヘアやラメはかゆくなりやすい。

スキンケアの基本は、「洗浄&清潔」「保湿」「保護」です。日々の習慣の積み重ねが、そのまま皮膚にあらわれます。これから紹介するセルフケアを実践していきましょう。

皮膚は悲鳴をあげている!?「3つの過剰ケア」に要注意!!

皮膚にとって快適な湿度は60～75％といわれ、それを下回ると皮膚の水分が蒸発して乾燥しはじめます。平均湿度が60％を下回る12～4月は、乾燥が目立ってきます。

毎日、皮膚のためによかれと思ってやっているスキンケアが、皮膚を疲れさせ、バリア機能を壊していることがあります。それが、**「洗いすぎ」「こすりすぎ」「保湿しすぎ」**の「3つの過剰ケア」です。たとえば、石けんを使って体を洗うと、皮膚はアルカリ性に傾きます。さらに、タオルでこすりすぎると、汚れだけでなく、はがれ落ちるには早い角質細胞や細胞間脂質まで洗い流してしまい、徐々にバリア機能が壊れていきます。

一般に、ニキビ肌や皮脂肌の人は、必然的に洗顔しすぎる傾向があります。一方、乾燥肌や敏感肌の人は、保湿しすぎる傾向になります。また、清潔志向が強まって、1日に何度もシャワーを浴びないと気がすまないという人もいます。困ったことに、ほとんどの人が無意識のうちにやっているため、自分の過剰ケアに気づいていないのです。

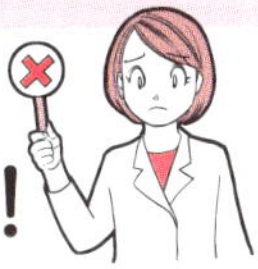

あなたの過剰ケアをチェック!

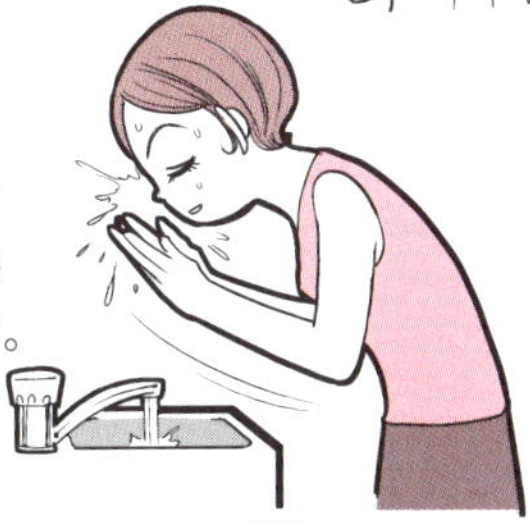

1 洗いすぎケア

1日に何回も洗顔したり、ゴシゴシ、パシャパシャと洗いすぎたりすると、皮膚本来の潤い成分を必要以上に落としてしまいます。また、角質層を傷めます。

2 こすりすぎケア

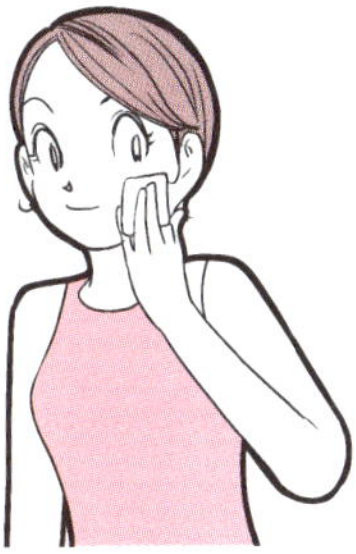

マッサージをしたり、化粧水を含ませたコットンでこすったり、パタパタと叩いたりすると、皮膚の負担になってしまいます。肝斑などの色素沈着や小ジワの原因になります。

3 保湿しすぎケア

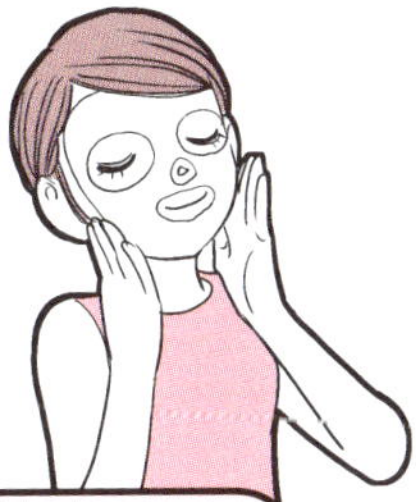

角質層に過剰に水分を与えると、ふやけて、かえって乾燥します。また、油分が多すぎると皮膚常在菌が異常増殖し、炎症やニキビなどの原因になります。

こんな症状が過剰ケアによるSOSサイン

- □ カサカサ、粉ふき、顔がつっぱる。
- □ 毛穴が開く、顔がテカテカする。
- □ 炎症を起こして顔が赤くなる。
- □ シミや小ジワが目立つようになる。
- □ 化粧品がしみる。

皮脂や角質は根こそぎ落とさない！休日は「なにもしないケア」を

スキンケアの中でも、皮膚への負担が最も大きいのが、洗顔です。いかに皮膚に負担をかけずに皮脂や角質を残しながら、やさしく洗うかを意識します。皮脂や角質まで根こそぎ落とそうとすると、皮膚は疲弊してしまいます。

とはいえ洗顔は必要です。それは、1日中顔につけていたメイク（化粧）による油汚れを落とすときです。メイクに含まれる油は、時間が経つと酸化して皮膚を傷める要因となります。メイク落としは、油汚れを落とすクレンジングと、皮脂などの汚れを落とす洗顔料をきちんと分けて使いましょう。

皮膚にとってなにもしないことがいちばんのケアです。どんなに医薬品や基礎化粧品が進歩しても、もともと皮膚に備わっている「皮脂膜」「天然保湿因子」「角質細胞間脂質（セラミド）」という3つの天然保湿成分に優るものはありません。皮膚の調子が悪いときはもちろん、メイクが必要な人も週末や休日などは、なにもしないことをおすすめします。

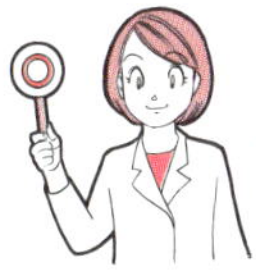

洗顔の方法

1 多めに泡立てる

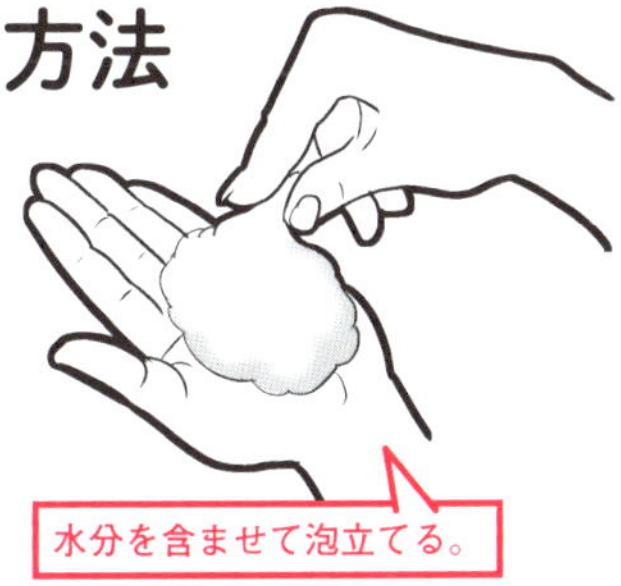
水分を含ませて泡立てる。

32℃程度のぬるま湯で、顔を少し濡らしておきます。適量の洗顔料を手に取って、ぬるま湯を少量加え、きめ細かい弾力のある泡をつくります。

2 こすらないようになじませる

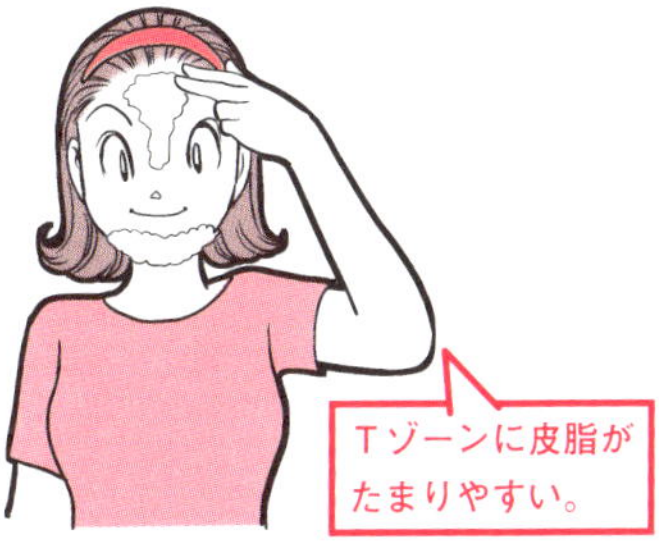
Tゾーンに皮脂がたまりやすい。

皮脂量の多い部位、鼻と額から鼻のTゾーン、あごから頬のUゾーンに泡をのせ、指の腹を使い、汚れとなじませます。とくに目のまわりはこすらないように気をつけましょう。

3 手早くすすぎ、タオルでやさしく拭く

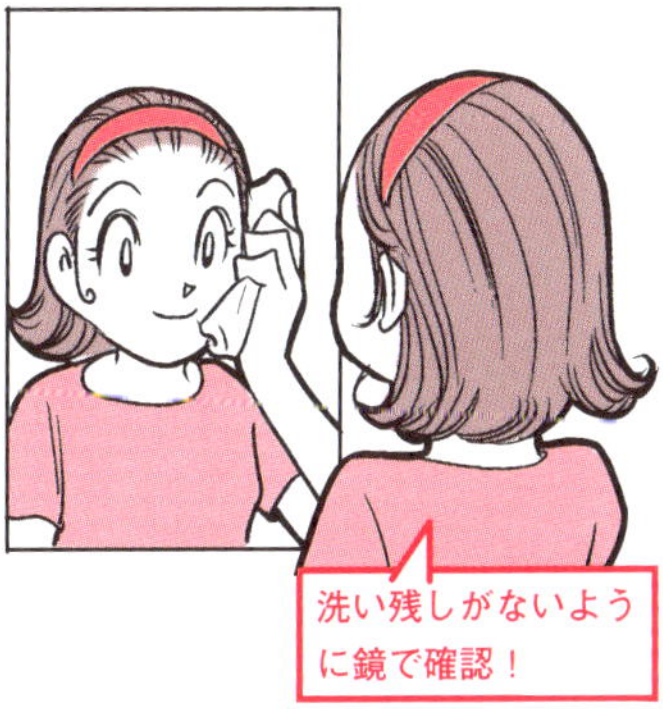
洗い残しがないように鏡で確認！

ぬるま湯で手早く10～15回程度すすぎます。髪の生えぎわやフェイスラインに洗い残しがないようにしましょう。タオルで水気を残さないようにやさしく拭きます。

⇩

朝の洗顔は、石けんなしで十分です。なるべく皮脂や保湿成分を残して、これから1日、皮膚のバリアが残るようにしてあげましょう。

お風呂は38～40℃のぬるま湯で心身をリラックス ただし長湯は禁物！

お風呂に入ったあとに、「顔がつっぱる」という経験はありませんか？　入浴は皮膚に潤いをもたらすと思われがちですが、実は、皮膚が潤うのは入浴直後だけです。入浴後15分もすれば、皮膚は入浴前よりも乾燥状態に陥っています。バリア機能が低下している場合には、入浴も強い刺激となってしまいます。入浴時は「洗いすぎ」「こすりすぎ」だけでなく、「湯の温度」「湯に浸かる時間」にも注意が必要です。

42℃以上の熱い湯に長時間浸かると、角層はふやけて角質の間に隙間ができ、そこから皮脂や角質層の保湿成分が必要以上に溶け出して乾燥状態に陥るのです。

入浴後の皮膚の乾燥を防ぐには、「少しぬるいかな？」と感じるくらいの38～40℃のぬるい湯に数分程度浸かり、水気をよく拭き取りましょう。わきの下から胸の側面、足のかかとや指の間は、拭き忘れしやすい部位です。乾燥肌の人は入浴した直後に保湿ケアをしましょう。50歳以上では特に下半身の皮脂分泌が減少しています。

お風呂の入り方

入浴後の乾燥肌を守るコツ

- □ 38 ～ 40℃のぬるい湯、長湯は禁物。
- □ 入浴後はよく拭いて、髪はすぐに乾かす。
- □ 保湿ケアは入浴後15分くらいのうちに。

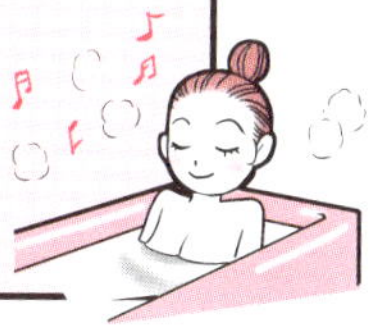

ぬるま湯に浸かって、皮膚をやさしくなでるだけで、体の汚れの大半は落ちます。入浴は1日の疲れをほぐして、心身をリラックスさせる効果も高いのです。

入浴後に皮膚は乾燥する

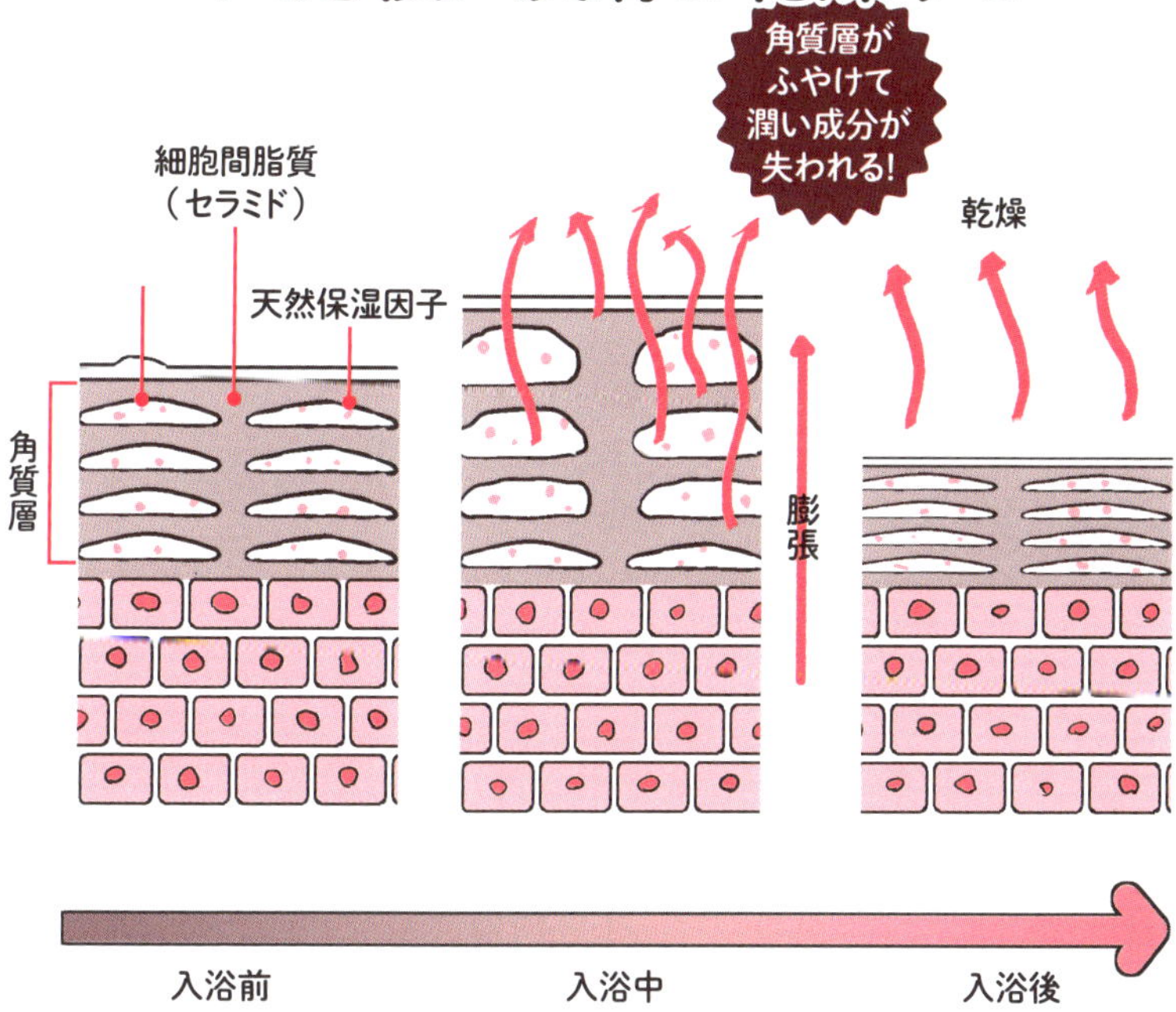
角質層がふやけて潤い成分が失われる！
細胞間脂質（セラミド）
天然保湿因子
角質層
膨張
乾燥
入浴前
入浴中
入浴後

入浴 髪の洗い方

予洗いで大半の汚れが落ちる。

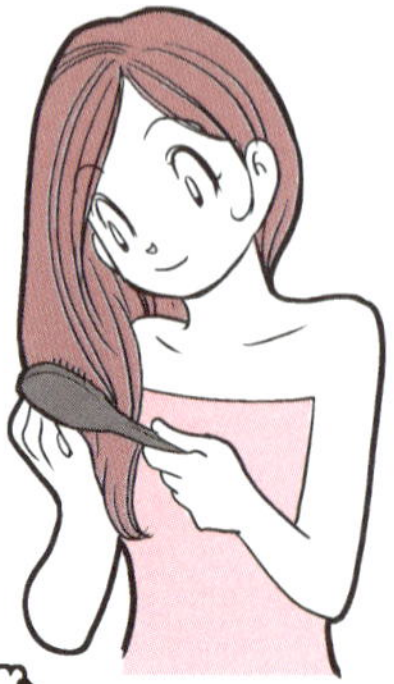

1 ブラッシングと予洗い

軽く髪をとかして、汚れを落とします。次に髪と頭皮を濡らし、予洗いをします。これで汚れの大半が落ち、シャンプーの泡立ちがよくなります。

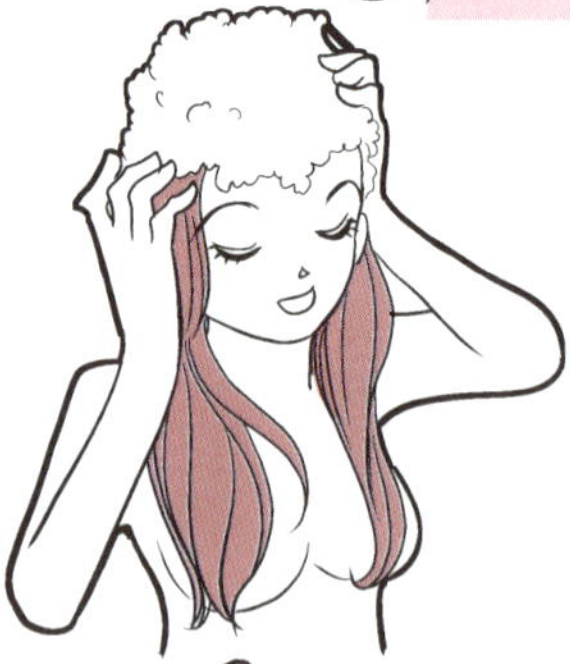

2 よく泡立て、頭皮と髪を洗う

手のひらにシャンプーを適量取って、よく泡立てから髪につけ、爪を立てずに指の腹でやさしく、地肌をこすらないように洗います。髪の毛同士を摩擦しないように。

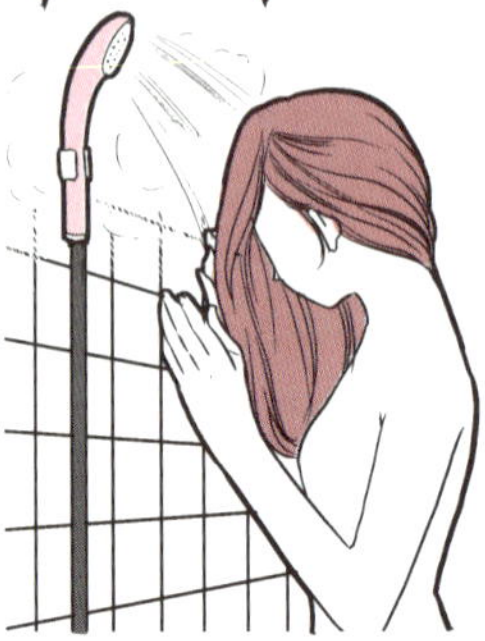

3 十分に洗い流す

耳の後ろの生え際はすすぎ残しやすいので、ていねいに洗い流します。洗髪後はタオルでおさえてよく水分を拭き取り、すぐに乾かします。

⇩

リンスを使用する場合は、手のひらで広げてから髪につけるようにして、頭皮につけないようにします。ドライヤーは12㎝以上離して使いましょう。

入浴 体の洗い方

ゴシゴシ洗わずに手でやさしく洗う。

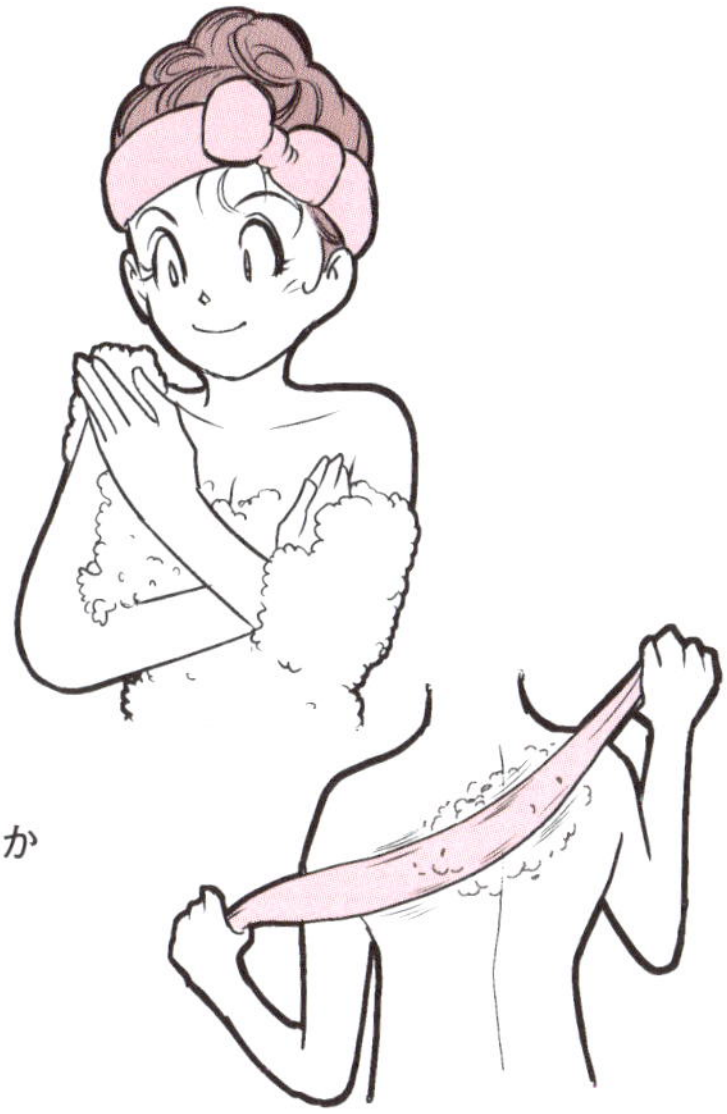

1 よく泡立て、手でそっと洗う

石けんをよく泡立て、手でなでるように洗います。力を入れずに、こすらないように洗いましょう。

2 背中はタオルを使って

手が届きにくい背中は、天然素材のやわらかい薄手のタオルで、やさしく洗います。

よく泡立つ、やわらかい綿や絹などの天然素材がおすすめ。

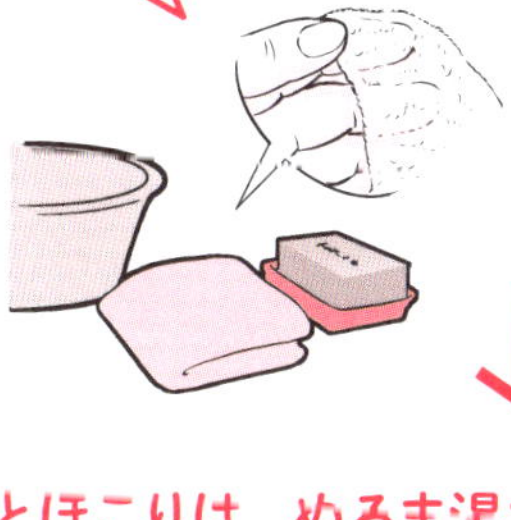

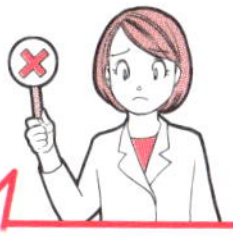

ゴシゴシとナイロンタオルで洗うと皮膚を傷めて、色素沈着が起こり、黒ずむことも!

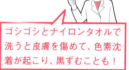

汗とほこりは、ぬるま湯で流すだけで落とせます。
毎日石けんで洗うのは、頭や脇の下、股間などの毛が多くある部位と、皮脂が出やすい顔や胸、背中、汚れやすい手足だけでよいのです。
そのほかは2〜3日に1度の使用で十分です。

入浴 足の洗い方

水虫や悪臭を防ぐために毎日ケアを。

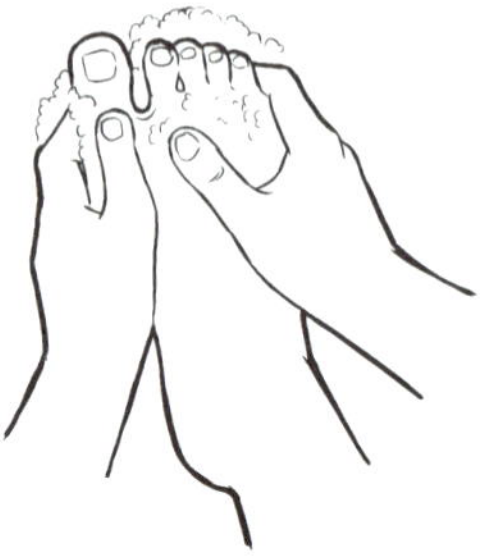

1 足指の間は石けんで洗う

石けんをよく泡立て、手で足の側面や裏を洗います。足の指は、1本1本を開いて洗いましょう。指と指の間を強くこすってはいけません。

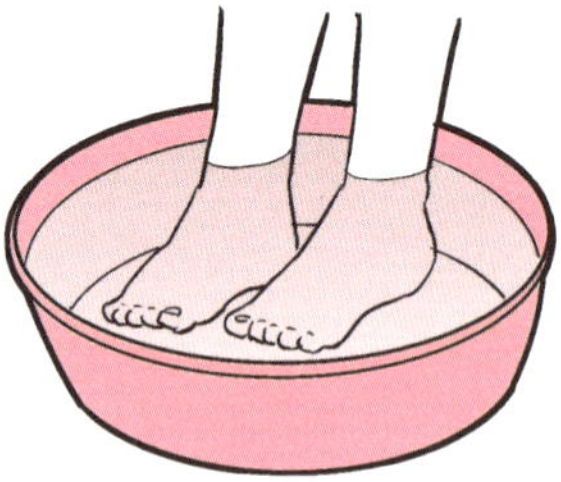

2 入浴しない日は足浴を

足は細菌が繁殖しやすいので、入浴しない日は足浴をします。血行促進や冷えの改善にも有効です。足浴後は、水分をよく拭きましょう。

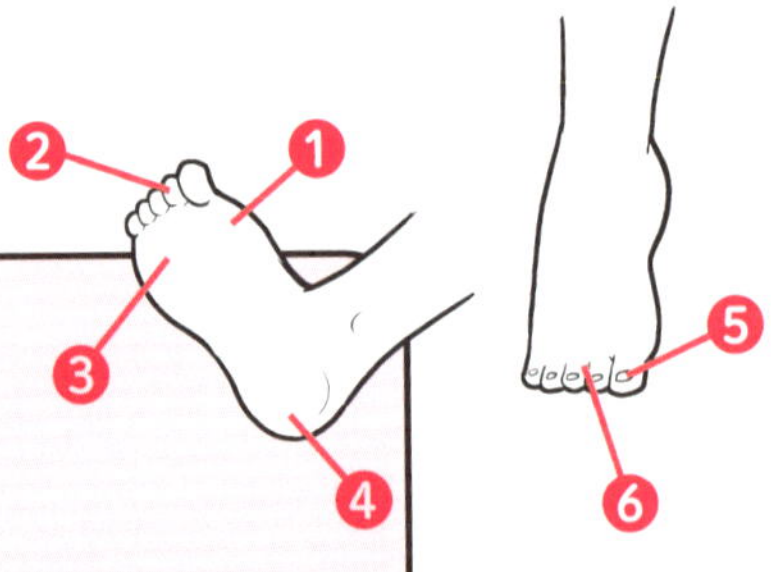

足の状態をチェックしよう

- □ 靴ずれがないか（❶）
- □ 引っかき傷はないか（❷）
- □ タコ、ウオノメはないか（❸）
- □ かかとに肥厚やひび割れはないか（❹）
- □ 爪の変色や変形がないか（❺）
- □ 指と指の間が赤くむけていないか（❻）

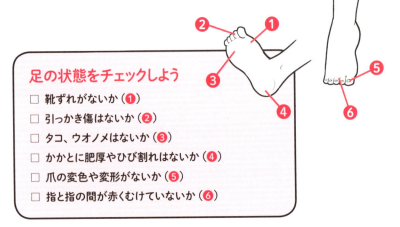

入浴 かかとのケア

角質ケアで注意したいポイント。

1 入浴時の角質ケアは「NG」

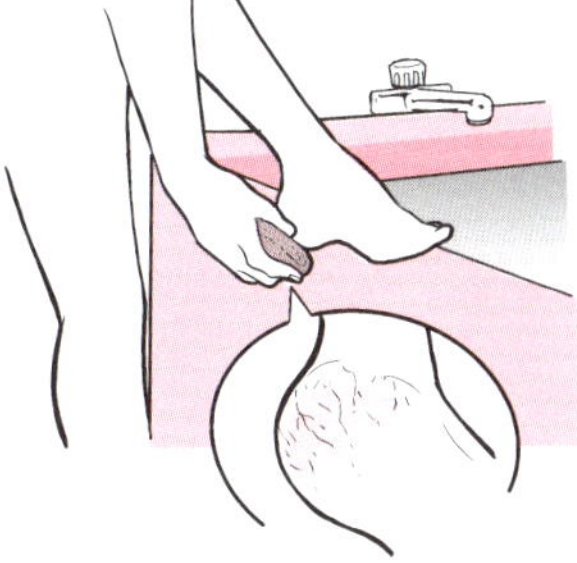

入浴時は、角質がふやけた状態なので削りすぎてしまいがちです。入浴前に、乾いた状態で角質表面をほんの少し削り取るようにします。

2 軽石やヤスリによる角質ケアは「やさしく」

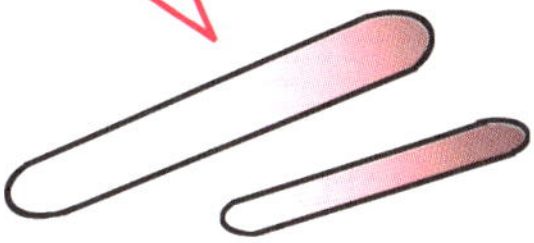
チェコ製のガラスヤスリは、きめ細かなので滑らかで皮膚を傷つけにくい。

軽石や金属製ヤスリは、こする刺激が強めです。こすりすぎると皮膚を傷めてしまうので、やさしくこすりましょう。

3 浸け置きタイプの角質ケアは「要注意」

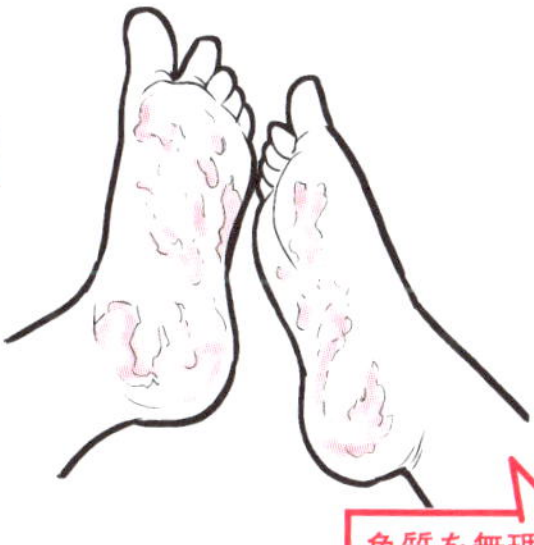
角質を無理にはがすのは危険。

薬品を足に染み込ませる角質ケアパックが人気ですが、角質の状態が悪い場合は炎症を起こすなど、さらに皮膚トラブルの原因になります。

⇩

入浴後、足裏の皮をむいたりする角質ケアは、やりはじめると止められなくなる人が多いようです。過剰ケアには注意が必要です。

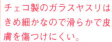

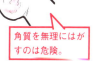

皮膚科で処方される保湿薬も毎日のスキンケアとして使える

皮膚科を受診して、皮膚の炎症が治まったあとや、皮膚の乾燥が強い場合に、保湿薬が処方されることがあります。保湿薬は、日常のスキンケアとしても使えます。代表的なものに、次の3つの種類があります。

●**油脂性軟膏**：白色ワセリン、プロペトなど。水を含まず、油脂により角質層をおおって保護し、保湿します。

●**尿素含有外用薬**：ウレパール、パスタロンなど。尿素は角質層に水分を含ませるように作用し、また、角質融解作用もあります。手あれなどの炎症部位に塗ると、刺激を感じることがあるので注意が必要です。尿素10％や20％入りのクリームが市販されています。

●**ヘパリン類似物質含有外用薬**：ヒルドイド、ビーソフテンなど。乾皮症、しもやけ、血行障害などに処方されます。刺激が少なく保湿力が高く、全身に使いやすいのが特徴です。最近、最もよく使われている保湿薬です。

市販の基礎化粧品を使う

化粧品は信頼できるメーカーの香料や色素の少ない低刺激のものを選びましょう。

① 汗に近い「化粧水」

化粧水の役割は、皮膚の水分を補うことです。化粧水が角質層に浸透することで、あとに続く基礎化粧品が効率よく保湿しやすくなります。

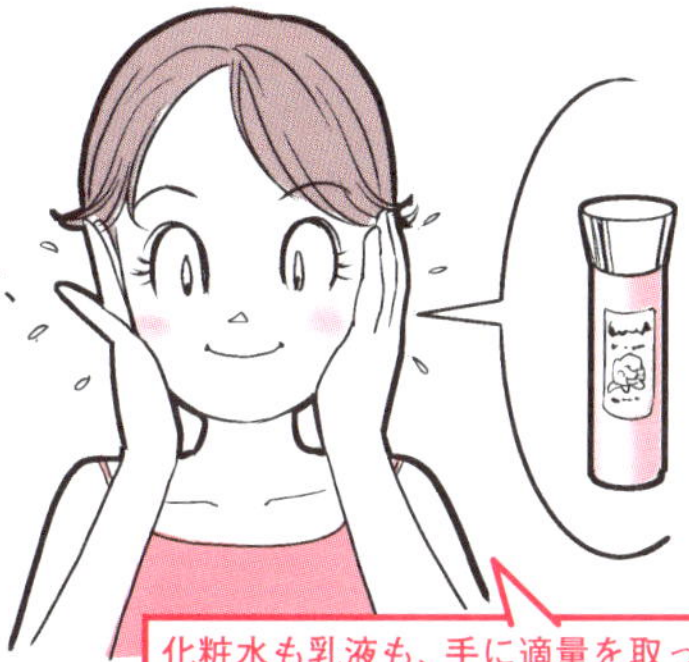

化粧水も乳液も、手に適量を取って、顔全体になじませ、手のひらで10秒ほど押さえると、手のぬくもりで浸透力がよくなる。

② 汗と皮脂の中間「乳液」

適度な油分を含み、皮膚からの水分蒸散を防ぐ役割を果たします。ヒアルロン酸やセラミドなどの保湿成分の多い「美容液」もあります。

③ 皮脂に近い「クリーム」

乳液に比べて油分が多いのがクリームです。皮膚をなめらかにおおい、保湿力が強く乾燥から長時間守ります。

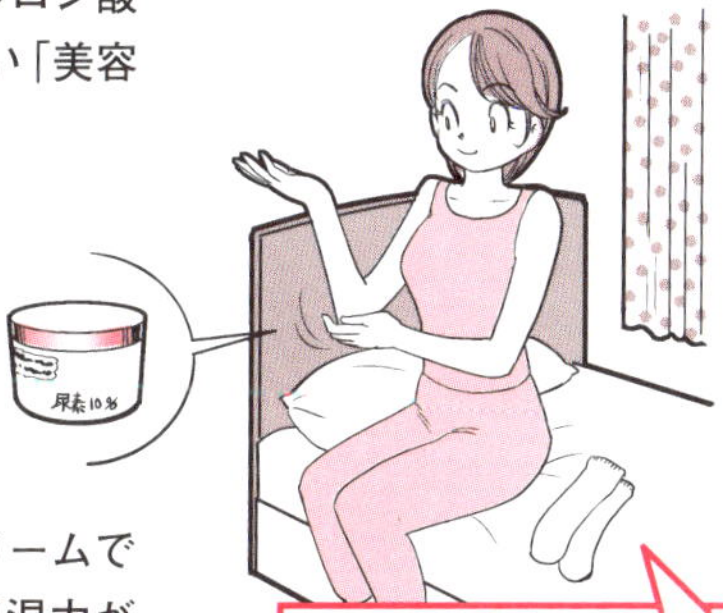

手あれや、肘や膝、かかとには、尿素入りのクリームを入浴後に塗ると効果的。手のひらでそっと伸ばし、すりこまないように！

⇩

保湿ケアに、ルールはありません。保湿しすぎケアに注意し、その日の皮膚の調子に合わせて使い分けましょう。

肌着や衣類による摩擦は禁物！チクチクしない天然素材を選ぶ!!

かゆみの原因、症状を悪化させる要因に、肌着や衣類の摩擦による刺激があります。実は、肌着や衣類を着ているだけで皮膚に負担がかかるのです。歩いたり座ったりすれば、布地が皮膚にこすれてダメージを受けています。

肌着や衣類の刺激を軽減するには、素材選びも大切です。繊維の織り方や糸の毛羽立ちなどを見て、皮膚への刺激がないものを選びます。布を手の甲に当てて、数回こすってみて、肌ざわりを確認するとよいでしょう。

化学繊維の多くは吸湿性が低く速乾性が高く、皮膚が乾燥しがちです。静電気も起きやすいので、チクチクとしたかゆみを感じるようになります。乾燥するほど、静電気も起きやすくなります。発熱下着は熱がこもって、かゆみやあせもを起こすことがあります。また、衣類の縫い目やタグが皮膚に当たるだけで、かゆくなることもあります。直接皮膚にふれるものは、皮膚への刺激が少ない綿や絹などの自然素材を選びましょう。

かゆくなる肌着アイテムを解決する

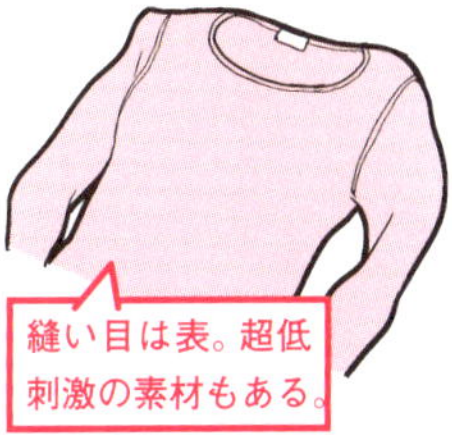
縫い目は表。超低刺激の素材もある。

1 キャミソール、インナー

肌触りがよくて、吸湿性と通気性のよい綿や絹などの天然素材を選びます。汗をかいたら、こまめに着替えましょう。

2 こすれにくいブラジャー

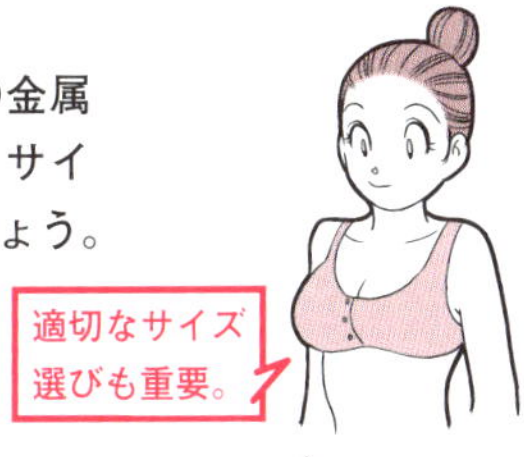
適切なサイズ選びも重要。

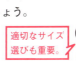

肩ひものゴム、アンダー部分のワイヤー、背中の金属製ホック、固い生地などで、かゆみが生じます。サイズの合ったものを、きちんとつけるようにしましょう。

3 ゴムや縫い目のないショーツ

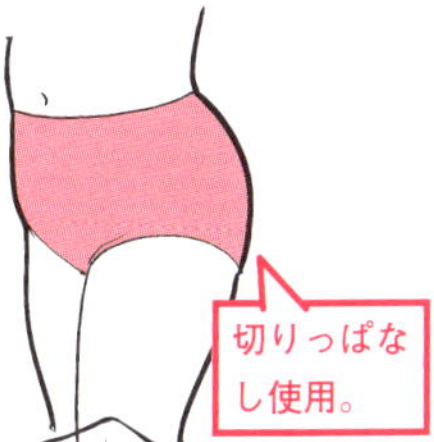
切りっぱなし使用。

ウエストや裾のゴムやレース、折り返し部の厚みや縫い目が皮膚を刺激し、かゆみの原因に。これらがない皮膚にやさしい下着も登場。

4 品質表示のタグを取る

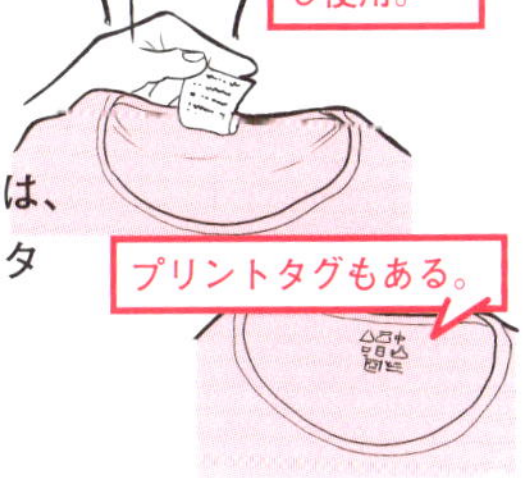
プリントタグもある。

タグは縫い糸も切って全部取り外しましょう。最近は、プリントにして皮膚への刺激を軽減する「プリントタグ」も増えています。

肌着や衣類による摩擦をなくすように注意して皮膚にやさしい衣服を選びましょう。

紫外線ケアは年中無休！しかし過剰防衛は健康的ではない

紫外線（ＵＶ）[※]は皮膚にさまざまなダメージを与え、健康上のリスクも高いことがわかっています。紫外線は太陽光に含まれる光線のひとつです。長波長紫外線（ＵＶ・Ａ）は、皮膚へ急激な障害を与える作用は弱いのですが、皮膚の奥まで浸透するという性質を持つため、真皮や血管にも作用し、皮膚に蓄積的なダメージを与えます。日焼けサロンで照射するのはＵＶ・Ａです。中波長紫外線（ＵＶ・Ｂ）は、数時間後より、赤くなる「日焼けによる炎症反応」や、数日後に黒くなる「色素沈着反応」を引き起こします。紫外線による障害の蓄積が、シミやシワ、たるみなど皮膚の老化の原因になります。曇りでも紫外線は８割に到達し、アスファルトや水面、雪面などの照り返しでも紫外線を浴びます。また、耳、うなじ、肩、足の甲は盲点で、思わぬ日焼けに注意が必要です。しかし、極端に紫外線を恐れて、家の中に閉じこもる、全身黒ずくめ姿、という過剰防衛は心身ともに健康的ではありません。ビタミンＤ不足になることもあります。紫外線ケアは上手に実践していきましょう。

※ＵＶ：紫外線（ultravioletの略）。

だれでも皮膚は日焼けに弱い!「3つのスキンタイプ」

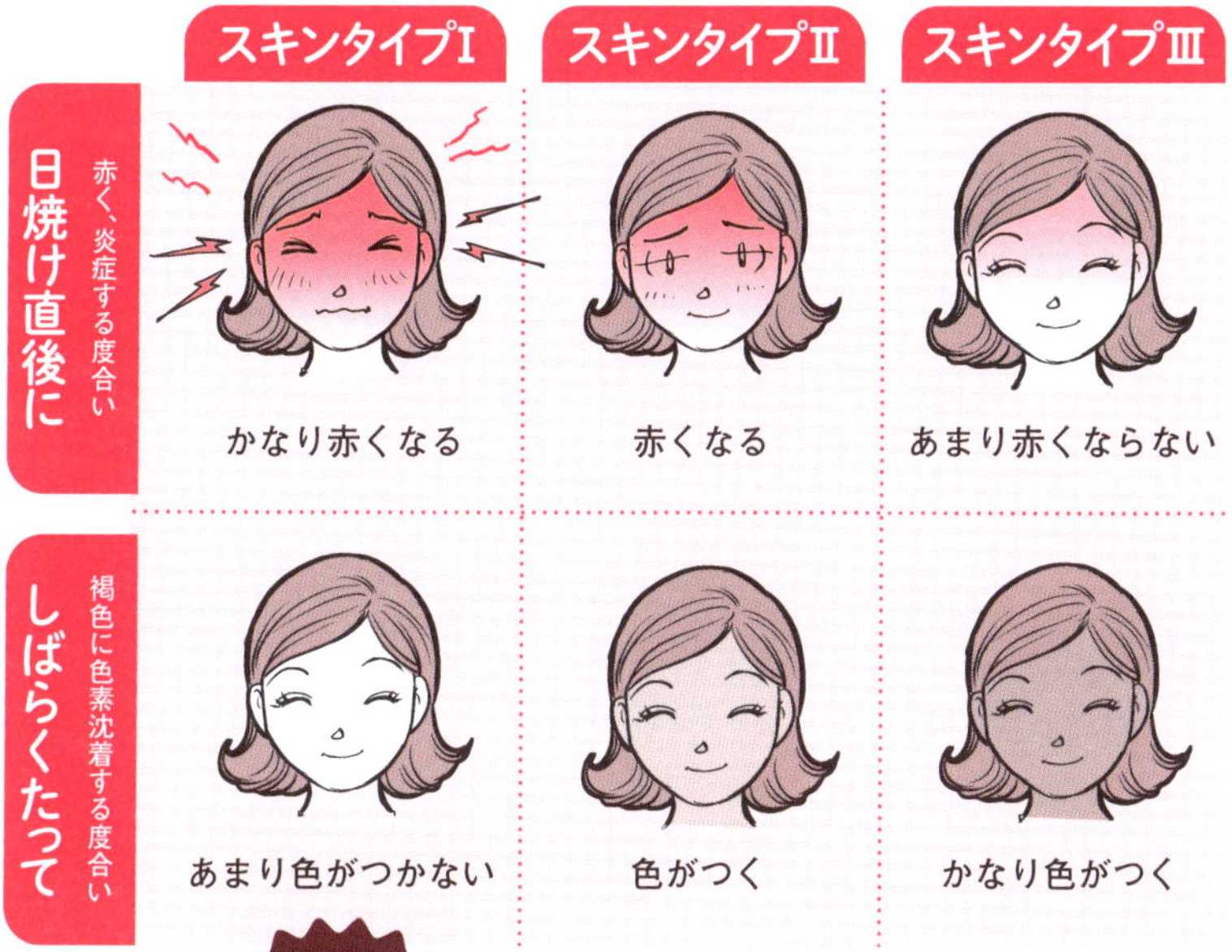
スキンタイプⅠ
スキンタイプⅡ
スキンタイプⅢ
日焼け直後に
赤く、炎症する度合い
かなり赤くなる
赤くなる
あまり赤くならない
しばらくたって
褐色に色素沈着する度合い
あまり色がつかない
色がつく
かなり色がつく

スキンタイプⅠはとくに注意!

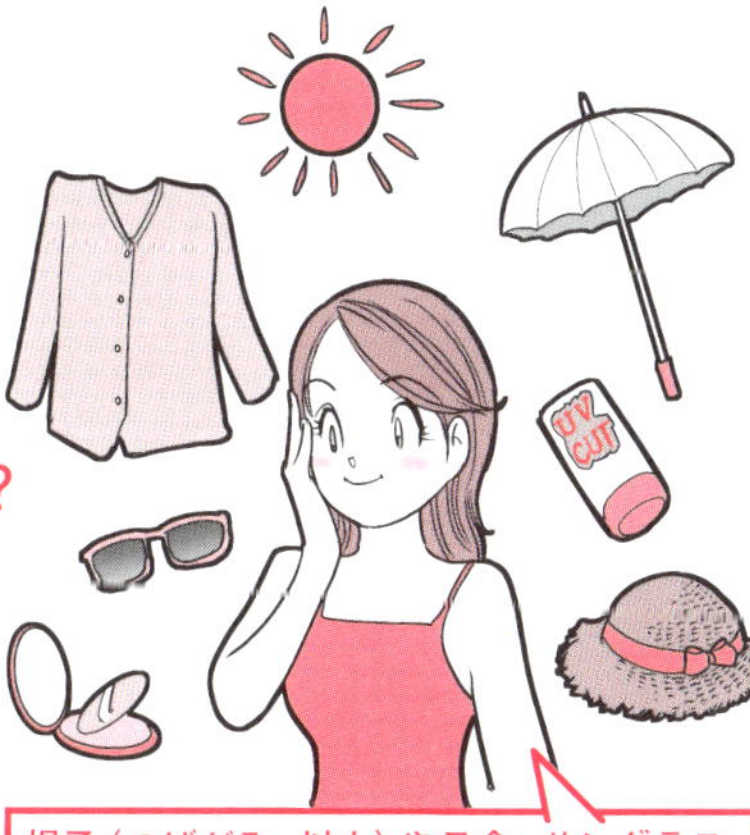
UV CUT

帽子(つばが7cm以上)や日傘、サングラス、衣類(長袖)、サンスクリーン剤※などで防御。

紫外線対策は基本!オールシーズンご注意を!?

日本では、紫外線は5〜8月に最も多くなり、1日のうちでは午前10時〜午後2時ごろに紫外線量がピークを迎えます。紫外線ケアは、1年を通して習慣化しましょう。

※サンスクリーン剤:日焼け止め外用薬。UV-Aには「PA」、UV-Bには「SPF」の高いものが効力を発揮。

バランスのよい食事、良質な睡眠、適度な運動を心がけよう！

皮膚の健康を保つためには、適切なスキンケアとともに、「バランスのよい食事」「良質な睡眠」「適度な運動」を実践し、規則正しい生活を心がけることが大切です。

食事の基本は、各種栄養素※をバランスよく、適正量をとることです。バランスのよい食事により、栄養素の消化、吸収、貯蔵、排泄という一連の体内環境が整えられ、皮膚が健康に保たれます。果実や野菜だけを食べるといったかたよった食事は、栄養のバランスが悪いだけでなく、皮膚の新陳代謝に必要なたんぱく質の不足をまねくことになります。

睡眠不足や昼夜逆転の生活などは、ニキビなどの悪化因子となっています。ダメージを受けた皮膚を修復し、新陳代謝を促す成長ホルモンは、睡眠中に多く分泌されています。とくに入眠後3～4時間に分泌されやすいといわれています。早寝早起きを心がけて、良質な睡眠をとりましょう。適度な運動は、ストレス解消にも効果の高い行動です。手軽にできるのがウオーキングですが、自分に適した運動を探して、続けることが大切です。

※各種栄養素：炭水化物、たんぱく質、脂質、ビタミン、ミネラル、食物繊維など。

生活習慣を改善する

① 毎日、朝食をとる

1日の活力源となる朝食は、食べる習慣をつけましょう。和食中心がおすすめですが、塩分のとりすぎに注意が必要です。

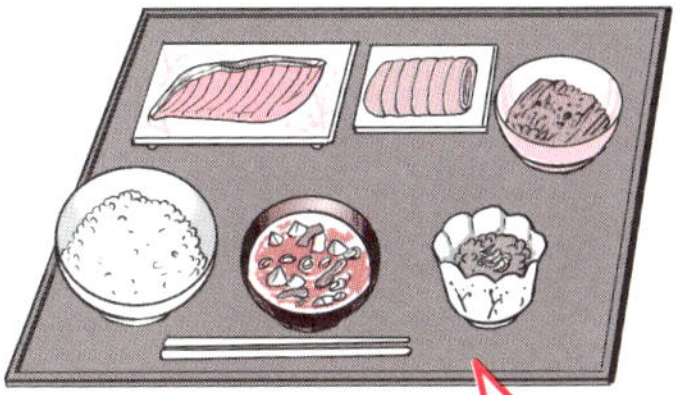
多めの野菜に、発酵食品など加えて。

② 十分な睡眠をとる

寝ついてから3～4時間の間に、成長ホルモンが分泌されやすいといわれます。布団に入る2～3時間前に入浴すると、熟睡できます。

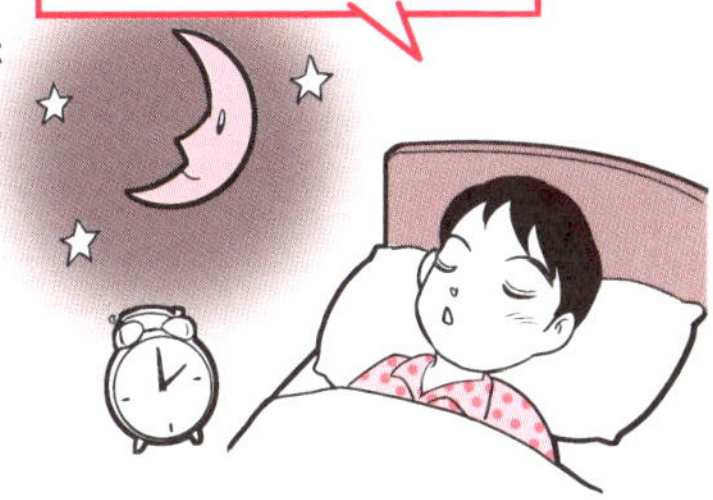
睡眠中に皮膚は修復される。

③ 適度な運動はストレス解消に!

体を動かすことで、血行促進、基礎代謝アップ、ストレス解消に。

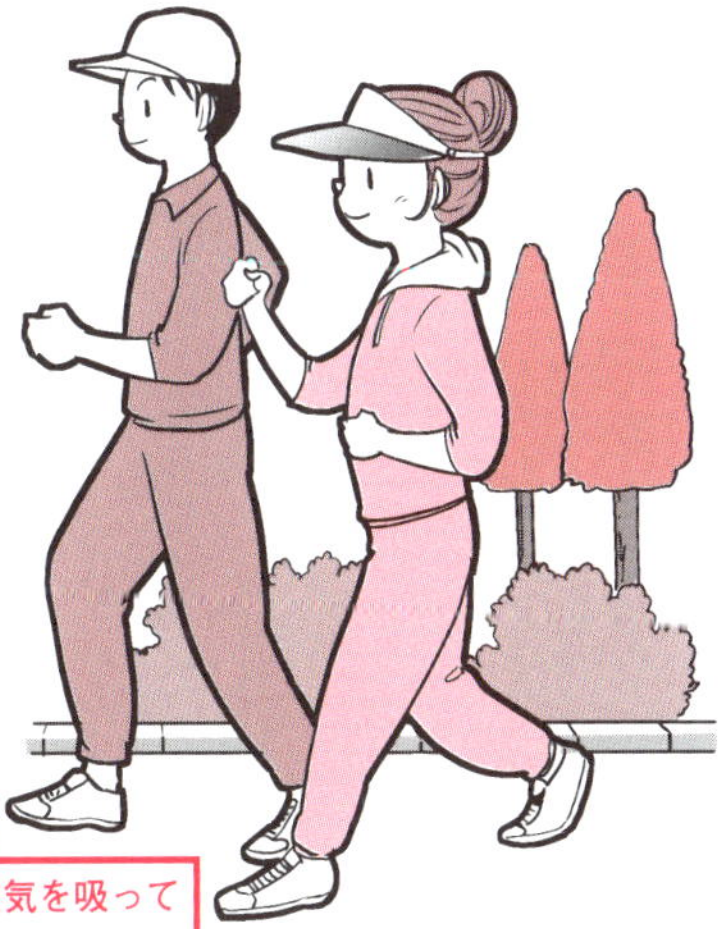
新鮮な空気を吸って
新陳代謝をアップ。

深呼吸をすることで、心身ともにリラックスできる！

人はなにかしらのストレスを抱えています。ストレスは、皮膚トラブルの悪化因子となります。さらに、ストレスが掻破《そうは》行動を誘発することもあり、ストレス解消が鍵になっているところもあるのです。ストレスを解消するためには、音楽や映画などを鑑賞する、散歩や旅行に出かけるなど、気分転換やリラックスできる時間をつくりましょう。

ストレスを感じたときや、かきたい衝動にかられたときには、まずはゆっくり長く息をはいてみましょう。実は、この深呼吸がいちばん簡単にできるストレス解消法なのです。リラックスしているときは、呼吸は深くゆっくりとなっています。ところが、ストレスを感じると、呼吸は浅く過呼吸の状態になっています。

深くゆっくりとした呼吸は、交感神経の緊張をやわらげ、気持ちをリラックスさせます。また、正しい呼吸法は、血圧や脈拍数、発汗などのバランスを整え、消化も助けるという健康にもよい影響をもたらしてくれます。

簡単! リラックス法

できるだけ長く、
ゆっくり口から息を吐く

息を吐き終ったら、軽く口を閉じて、頭の中で１、２、３と数える。

口を閉じると自然に鼻から空気が入ってくるので、吸うことを意識しない。

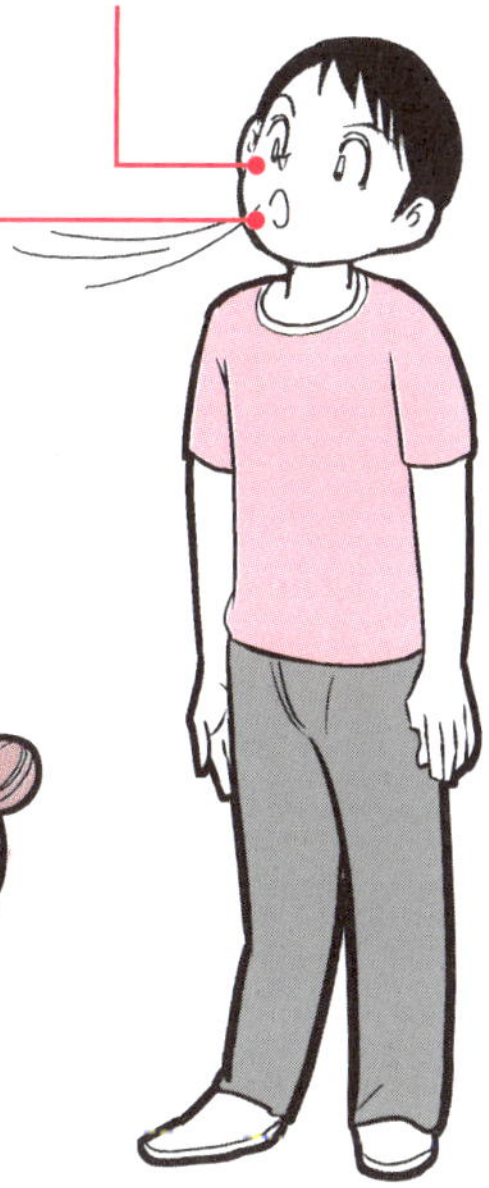

① どこでもできる深呼吸

自然体で立ち、口から息を「ハアー」と長く吐きましょう。頭をさげないように、少し上を向くのがコツです。

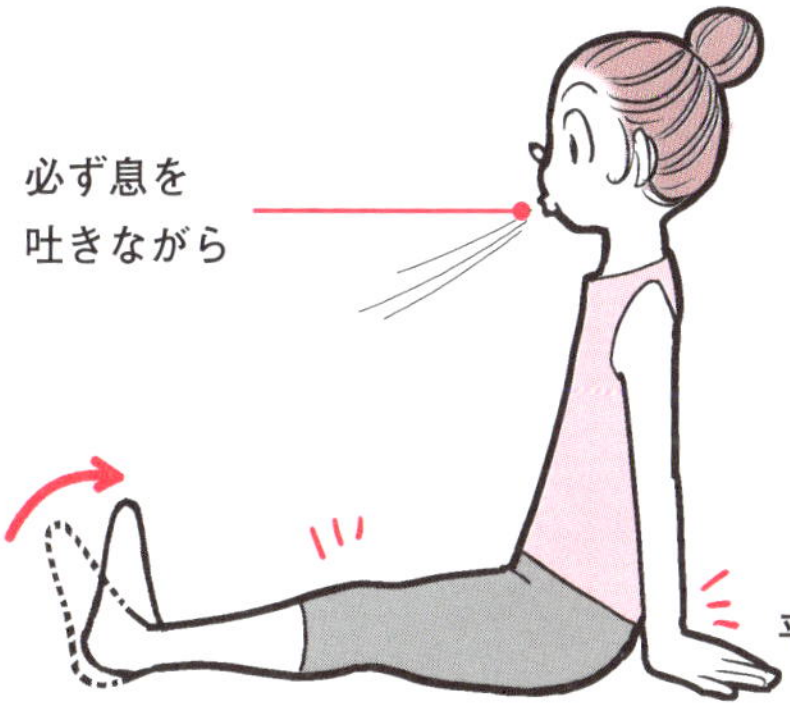
必ず息を
吐きながら
平らに寝たままの姿勢でもよい

② 寝る前に簡単ストレッチを

疲れたら、ストレッチをしましょう。ゆっくり息を吐きながら足首をグーッと手前に曲げて止めます。1、2、3と数えて脱力。これを2～3回くり返すと下肢が軽くなります。体も心もリラックスしてよく眠れるようになります。

皮膚科医だからこそ見えているもの　患者さんに正しく理解してほしいもの

皮膚科医の基本は、患者さんの訴えを聞き、皮膚症状をよく観察して、診断することです。目で見ることがすべてといっても過言ではないと思います。患者さんと同じものを見ているわけですが、同じように見ています。皮膚科医は治療するために症状の要因を読み解こうとしているわけではないのです。「こんな症状になったのは、いったいなにをしてきたからだろう」と推測することも必要です。目で見えていないものを見えるようにするのが、皮膚科医の務めだと考えています。

私は、皮膚心身症を専門とする心療皮膚科医です。みなさん、心身症という言葉を知っていても、神経症と混同されたり、心の病と誤解されたり、正しく理解されていないようです。皮膚心身症とは、その発症や経過にストレスが大きく影響している皮膚の病気です。つまり、心療皮膚科医は、皮膚症状の治療だけでなく、心のケアまでする皮膚科医ということになります。では、心身症の人はストレスに弱いから病気になったのかと思われがちですが、それも少し違っています。心身症は、ストレスに強くあろうとがまんして、ストレスを押し殺して、頑張る人がなる病気なのです。

大人のアトピー性皮膚炎やニキビなどの、慢性的、難治性の皮膚疾患の場合、皮膚症状を治療するだけでは、なかなか改善されないものが多いのです。ストレスによって誘発される嗜癖《しへき》的掻破《そうは》行動が、皮膚疾患の発症、悪化、再発に深く関係しているためです。しかし、皮膚疾患を心身症として診る医療機関がきわめて少ないのが現状です。本書によって、かゆみを伴う皮膚疾患は、ストレスの影響を受けやすく、心身症としてとらえられることを理解していただけたかと思います。

かゆくて眠れないといって皮膚科を訪れる人は少なくありません。よく話をうかがってみると、実は、家庭や仕事の悩みで苦しんでいることが多いのです。

私たち日本人は、勤勉でひたすら頑張るところがあります。しかし、疲れたらちょっと休んで、落ち込んだときには弱音を吐いていいのです。そして、人にやさしい言葉をかけてもらえるといったことで、また元気を取り戻せるのです。時には、「疲れているのかな?」という気持ちに目を向けて、「あれもやらなくちゃ、これもやらなくちゃ!」と自分を責め立てていることをひとつでも減らしてみてはいかがでしょう。

小林皮膚科医院院長　小林美咲

●監修者紹介

小林美咲（こばやし・みさき）

小林皮膚科医院院長

医学博士、日本皮膚科学会認定、皮膚科専門医、日本東洋医学会認定、漢方専門医

皮膚科心身症の第一人者として、学会講演発表や医療専門書の執筆などでも活躍。心や社会的側面も考慮した診療が特徴で、乳幼児から高齢者まで、地元の人、そして紹介患者に頼りにされている。

●略歴

昭和52年　東京医科歯科大学医学部卒業

昭和58年　東京医科歯科大学医学部皮膚科大学院修了、医学博士号取得

　　　　　東京医科歯科大学付属病院皮膚科、都立墨東病院皮膚科勤務

昭和62年　小林皮膚科医院開院

平成21年　東京女子医科大学東医療センター皮膚科非常勤講師

日本臨床皮膚科医会常任理事、日本皮膚科心身医学会理事

●所属

日本皮膚科学会、日本臨床皮膚科医会、日本研究皮膚科学会、日本小児皮膚科学会、

日本東洋医学会、日本臨床漢方医会、日本外来精神医療学会、日本嗜癖行動学会、

●参考文献

『日本皮膚科学会雑誌』（日本皮膚科学会）、『臨床皮膚科』（医学書院）、『アレルギー・免疫』（医薬ジャーナル社）、『臨牀看護』（へるす出版）、『医局』（南山堂）、『ストレスと臨床』（フジメディカル出版）、『かゆみ最前線』宮地良樹・生駒晃彦編集（メディカルレビュー社）、『皮膚に聴く からだとこころ』川島眞著（PHP研究所）、『スキンケアの科学』田上八朗著（南山堂）、『美容皮膚科学』日本美容皮膚科学会監修（南山堂）、『皮膚科診断治療大系』（講談社）

編集協力／関根有子、フロッシュ

カバーデザイン／cycledesign

本文デザイン／cycledesign

カバー・本文イラスト／TAKAO

校閲／校正舎楷の木

図解がまんできない！皮膚のかゆみを解消する正しい知識とスキンケア

2017年5月25日　初版第1刷発行

2024年4月20日　初版第3刷発行

監修者　小林美咲

発行者　廣瀬和二

発行所　株式会社日東書院本社

〒113-0033　東京都文京区本郷1-33-13　春日町ビル5F

TEL: 03-5931-5930（代表）

FAX: 03-6386-3087（販売部）

URL: http://www.TG-NET.co.jp

印刷所／三共グラフィック株式会社　　製本所／株式会社セイコーバインダリー

 ISBN978-4-528-02141-9 C2077